LA

FIÈVRE TYPHOÏDE

CHEZ LE CHEVAL ET CHEZ L'HOMME

PAR

Le Docteur SERVOLES

VÉTÉRINAIRE EN PREMIER,
Secrétaire de la Commission d'hygiène hippique,
Chevalier de la Légion d'honneur,
Lauréat (médaille d'argent) de la Faculté de médecine de Paris,
Lauréat du Ministère de la guerre,

PARIS

ASSELIN ET Cⁱᵉ, LIBRAIRES DE LA FACULTÉ DE MÉDECINE
ET DE LA SOCIÉTÉ CENTRALE DE MÉDECINE VÉTÉRINAIRE
PLACE DE L'ÉCOLE-DE-MÉDECINE

1883

ÉTUDE DE PATHOLOGIE COMPARÉE

—

LA FIÈVRE TYPHOÏDE

CHEZ LE CHEVAL ET CHEZ L'HOMME

PARIS. — IMPRIMERIE E. BAUDOIN ET Cᵉ, RUE CHRISTINE, 2.

LA

FIÈVRE TYPHOÏDE

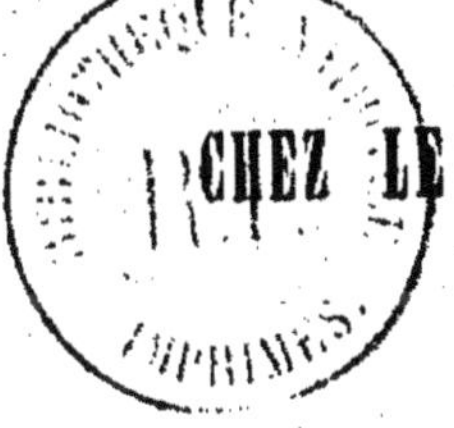 CHEZ LE CHEVAL ET CHEZ L'HOMME

PAR

Le Docteur SERVOLES

VÉTÉRINAIRE EN PREMIER,
Secrétaire du Comité d'hygiène hippique,
Chevalier de la Légion d'honneur,
Lauréat (médaille d'argent) de la Faculté de médecine de Paris,
Lauréat du Ministère de la guerre.

PARIS

ASSELIN ET Cⁱᵉ, LIBRAIRES DE LA FACULTÉ DE MÉDECINE
ET DE LA SOCIÉTÉ CENTRALE DE MÉDECINE VÉTÉRINAIRE
PLACE DE L'ÉCOLE-DE-MÉDECINE

1883
Tous droits réservés.

AVANT-PROPOS

S'il est rare de rencontrer une maladie véritablement nouvelle, il faut cependant reconnaître
qu'à mesure que la science avance, à mesure que
les moyens d'investigation deviennent plus nombreux et plus sûrs, que les observations s'entassent
plus complètes et plus précises, on voit des questions considérées comme banales prendre, d'un
jour à l'autre, un aspect inattendu, et des formes
morbides nouvelles trouver leur place dans le
cadre nosologique. Il doit en être ainsi de la
fièvre typhoïde du cheval, que des épizooties nombreuses ont remise en ces derniers temps à l'ordre
du jour.

1

Vague, confuse, sans précision clinique, sans critérium anatomique, l'affection typhoïde, telle que la décrivent encore le plus grand nombre des vétérinaires, est moins une maladie qu'un syndrome. On peut la définir : un état pathologique plus ou moins grave qui marque le cours de certaines maladies aiguës et que caractérisent, à la fois, la faiblesse générale poussée à l'extrême, la stupeur et le délire. Cet ensemble de phénomènes morbides peut exister dans les affections les plus différentes. Il nous paraît juste de lui donner enfin son vrai nom : l'état typhoïde.

Tout autre est, selon nous, la fièvre typhoïde. Maladie distincte et nettement cyclique, toujours la même en son essence, malgré la diversité de ses formes, elle est à l'état typhoïde ce qu'est une entité morbide à l'un de ses symptômes.

Cette distinction, d'importance capitale, est élémentaire en pathologie humaine. Elle restait encore à faire en médecine hippique, bien que quelques esprits clairvoyants l'aient déjà entrevue.

Pour attirer sur ce point la lumière, il nous a donc fallu, tout d'abord, passer en revue la masse des faits publiés jusqu'à ce jour sur le sujet qui nous occupe, rapprocher les documents épars, trouver leurs liens communs, enfin dégager la maladie de tout ce qui n'est pas elle et mettre en relief les principaux traits de sa physionomie, forcément indécise, quoi qu'on fasse, tant que l'expérimentation n'aura pas achevé l'œuvre, en déterminant l'agent spécifique.

La tâche était ardue, et nous n'espérons pas être venu complètement à bout de l'entreprise. Qu'il nous soit du moins permis de remercier ceux qui nous ont si libéralement aidé de leurs lumières, et de rendre hommage aux auteurs dont les travaux ont facilité le nôtre.

Ce livre, qui n'est du reste que le développement des idées exposées par nous, il y a déjà deux ans, dans notre thèse inaugurale, est divisé en deux parties. Dans la première, nous nous sommes proposé de décrire successivement les causes, les symptômes et les lésions de la fièvre typhoïde du cheval. Le traitement prophylactique et curatif fait l'objet d'un chapitre spécial, dans lequel nous visons surtout les chevaux de l'armée.

La seconde partie est un essai de pathologie comparée. A l'aide des données acquises, nous tentons d'établir un parallèle étiologique, symptomatique et anatomique, entre la maladie de l'homme et celle du cheval. Bien qu'il s'agisse simplement ici d'un chapitre d'attente, la pathologie générale ne peut trouver qu'avantage dans les rapprochements de ce genre.

La physiologie n'a pas deux manières d'être. Qu'il s'agisse de l'animal ou de l'homme, ses lois restent immuables; les questions de race et d'espèce sont affaires contingentes. Aussi le professeur Bouley, en prenant possession de la chaire qu'il occupe avec tant d'éclat au Muséum d'histoire naturelle, s'appliquait-il, avant tout, à faire ressortir « l'étroitesse des rapports des deux médecines, le grand avantage de leur concours réciproque pour leur avancement respectif et pour les progrès de la médecine générale, qui est une, dans ses principes, dans ses lois et dans ses applications (1). » Vérité fondamentale que proclamait Cuvier lorsqu'il laissait tomber de sa plume ce mot si profond : « L'homme est mal connu quand il n'est connu que dans l'homme. »

Si la médecine vétérinaire doit beaucoup à la mé-

---

(1) H. Bouley. *Leçons de pathologie comparée. Le progrès en médecine par l'exprimentation.* Paris, Asselin, 1882.

decine humaine, qui l'a dotée de tous les trésors d'expérience péniblement acquis à travers les âges, elle lui rend et lui rendra au centuple les bienfaits qu'elle a reçus d'elle, ne serait-ce qu'en lui prêtant le secours de cette merveilleuse méthode que seule elle possède dans toute sa plénitude, et qui est devenue la base nécessaire des sciences biologiques ; nous avons nommé l'expérimentation.

Nous nous défendons de tout esprit de parti, mais nous croyons avec Goethe que l'expérience est la seule médiatrice qui existe entre le savant et les phénomènes qui l'entourent. « La médecine expérimentale, a dit Claude Bernard, ne sera pas un système nouveau de médecine, mais au contraire la négation de tous les systèmes. Elle ne devra se rattacher à aucun mot systématique ; elle ne sera ni animiste, ni organiciste, ni solidiste, ni humorale ; elle sera simplement la science qui cherche à remonter aux causes prochaines des phénomènes à l'état sain et à l'état morbide (2). »

Jusqu'ici la méthode expérimentale n'a jeté que des lueurs incertaines sur la pathogénie de la fièvre

---

(2) Claude Bernard. *La science expérimentale*. Paris, 1878.

typhoïde, aussi bien chez l'animal que chez l'homme. Faut-il pour cela la taxer d'impuissance et chercher désormais dans une voie différente la solution du problème? Ce serait, à notre sens, marcher vers un écueil. N'est-il pas plus logique d'incriminer l'observation, dont les procédés seuls, en honneur jusqu'à ce jour, n'ont pu mettre au service de l'expérimentateur que des notions insuffisantes? Quel résultat la microbiologie peut-elle attendre de ses cultures, si l'animal dans les humeurs duquel elle cherche l'agent spécifique n'est pas réellement atteint de l'affection étudiée? Songeons donc, avant toute chose, à constituer, par la clinique et par l'anatomie, nos entités nosologiques. Quand la fièvre typhoïde du cheval sera définitivement sortie du chaos des affections typhoïdes, l'expérimentateur, marchant sans hésiter sur un terrain solide, atteindra le but qu'il est permis déjà d'entrevoir.

Nous serons mille fois récompensé de nos efforts si nous aidons à son triomphe.

PREMIÈRE PARTIE

LA FIÈVRE TYPHOÏDE

CHEZ LE CHEVAL

CHAPITRE Ier.

HISTORIQUE.

Nul doute que l'affection typhoïde du cheval n'ait existé de tout temps; c'est ce dont on peut se convaincre en lisant les descriptions nombreuses que les auteurs vétérinaires de toutes les époques nous ont laissées sous le nom de *fièvre adynamique, fièvre nerveuse, fièvre putride, typhus charbonneux, gastro-entérite épizootique,* et le reste.

Mais, peu versés dans les recherches d'anatomie pathologique, dépourvus d'un grand nombre de procédés d'investigation clinique, ne s'en rapportant, à vrai dire, qu'aux phénomènes extérieurs, à l'état symptomatique, ils ont créé autant de maladies spéciales que les caractères objectifs pouvaient revêtir de physionomies diverses. Plus souvent encore, ils ont confondu, sous la même dénomination, des affections essentiellement distinctes quant à leur siège et à leur nature.

C'est seulement avec notre siècle qu'a commencé l'étude sérieuse et véritablement scientifique de la maladie que nous nous sommes proposé de décrire.

Nous croyons donc devoir diviser en deux périodes bien distinctes l'historique de la fièvre typhoïde de la race chevaline : l'une partant des temps les plus reculés pour aboutir à la fin du XVIIIe siècle, l'autre commençant à cette époque pour arriver à nos jours.

Columelle, qui vivait au Ier siècle de notre ère, a laissé sur les fièvres pestilentielles des descriptions qui, par plus d'un point, se rapprochent de ce qu'on appelle aujourd'hui l'affection typhoïde. Il en est de même des écrits d'Absyrte et de Publius Végétius.

Mais ces documents vagues, ces données confuses, nous permettent-ils de dire que leurs auteurs aient

réellement observé l'affection typhoïde du cheval?
Nous le croyons. Qui pourrait l'affirmer?

Plus grande est la ressemblance entre la fièvre typhoïde et les épizooties relatées au dernier siècle par
Lancisi, Gœlike, Garsault, Sauvages, Herment, Wei-
kard, dans le nord de l'Allemagne. Brugnon en Italie,
Havemann dans le Hanovre, ont observé soigneusement ces fièvres qui, à plusieurs reprises, causèrent
tant de ravages en Europe.

En dehors de ces descriptions, d'un mérite incontestable, on ne trouve à cette époque, dans les an-
nales de la littérature vétérinaire, qu'une énuméra-
tion banale et plus ou moins exacte de symptômes et
de formes, sans méthode, sans critique, sans esprit
scientifique.

Nous arrivons à notre siècle, qui s'inaugure par
les guerres de l'Empire. Durant cette période, où
chevaux et cavaliers se renouvelaient si vite, on
n'avait guère le loisir de suivre et d'étudier les maladies qui décimaient nos remontes; aussi les auteurs
du temps ne parlent-ils pas d'affection typhoïde. Pour
eux, tout, de près ou de loin, se rapporte au charbon:
charbon bénin, typhus charbonneux: maladie charbonneuse, fièvre charbonneuse; telles sont les déno-
minations sous lesquelles sont marquées la plupart
des affections fébriles de la race chevaline, dans les
vingt premières années de notre siècle.

En 1824, alors que la paix avait repeuplé nos écuries, une épizootie terrible vint ravager la plus grande partie de l'Europe. Elle visita successivement l'Espagne, l'Italie, la Suisse, l'Allemagne, la Suède, la Russie, en passant par la France, où elle sévit surtout dans les départements du nord et de l'est. L'affection, dans Paris, fut à ce point meurtrière, qu'au mois de mai 1824, 30 à 40 chevaux mouraient chaque jour, victimes du fléau.

La maladie, plus fidèlement étudiée qu'elle ne l'avait été jusqu'alors, fut nettement distinguée du charbon, de la fièvre charbonneuse. Un pas de plus et l'on arrivait à l'affection typhoïde.

Mais on était à cette époque où régnaient sans partage les idées de Broussais, qui ne voyait dans les maladies générales que des affections franchement inflammatoires, l'altération du sang ne survenant qu'à titre de complication.

La doctrine de Broussais devait fatalement s'imposer à la médecine vétérinaire. Entraînés par elle, les auteurs ne virent dans les grandes épizooties qui sillonnaient l'Europe, qu'une affection simplement inflammatoire, une gastro-entérite compliquée, il est vrai, le plus souvent, d'angine, de bronchite, d'hépatite ou de péritonite, mais sans caractère spécial.

Cependant, tandis que les vétérinaires français s'égaraient à la suite de l'école physiologique de

Broussais, l'école de Vienne discernait dans la maladie régnante du cheval une affection générale avec localisations; affection analogue, en somme, au typhus abdominal de l'homme. L'idée germée, le mot devait tôt ou tard fleurir. L'école de Vienne décrivit, sous le nom de typhus et de maladie typhoïde, l'affection qui nous occupe.

Cette expression, qui place dans l'altération du sang le caractère essentiel de la maladie, fut adoptée d'emblée par la plupart des auteurs allemands. En France, le mouvement fut lent à se produire. Si quelques auteurs, parmi lesquels Lombard, Denoc, Gourdon, Raynal, adoptèrent aussitôt les idées de l'école viennoise, il faut néanmoins reconnaître que, pour le plus grand nombre, l'affection resta, comme par le passé, la gastro-entérite.

Aujourd'hui, le terme de maladie typhoïde est définitivement consacré pour désigner ces affections épizootiques. Mais, comme si la science ne devait arriver à la vérité qu'après avoir épuisé toutes les formes de l'erreur, par une réaction bien curieuse, les auteurs, après avoir nié l'affection typhoïde, en sont venus à en exagérer la fréquence. Il est des vétérinaires qui taxent de typhoïde toute inflammation dont la marche n'est pas absolument franche, ou dont l'évolution se complique d'accidents cérébro-spinaux. C'est encore sous le nom d'affection typhoïde qu'on voit souvent décrire la grippe ou influenza, l'état gourmeux, les pleuro-pneumonies, et ces différentes inflammations du tube digestif, du foie, des centres nerveux, qui, fréquemment, se montrent sous forme d'épizooties.

Cette confusion si grande et si préjudiciable au progrès de la pathologie vétérinaire est plus fréquente qu'on ne pourrait le croire. Hering, Rey, ont déjà signalé le péril; nous ferons tous nos efforts pour jeter quelque lumière sur cette question encore si obscure.

CHAPITRE II.

ÉTIOLOGIE.

Pour exposer avec quelque méthode ce chapitre si complexe, si encombré et si peu connu pourtant de l'étiologie de l'affection typhoïde, nous adopterons, faute de mieux, la division classique en causes prédisposantes et causes occasionnelles.

Causes prédisposantes.

Nous l'avouerons sans peine, si l'on met à part l'influence, prouvée maintenant, et de l'acclimatement et de la préparation à la vente, la plupart des propositions formulées par les auteurs en ce qui concerne les causes prédisposantes du mal, manquent de base, se contredisent et s'effondrent sous le poids de l'observation des faits.

Néanmoins, pour ne pas paraître incomplet, nous nous conformerons à l'usage, en passant en revue, sans y attacher du reste une trop grande importance, les questions d'âge, de saisons, de climats, de tempérament, etc.

Age. — Très rare dans le tout jeune âge et dans la vieillesse, la fièvre typhoïde s'attaque ordinairement aux chevaux jeunes. On est généralement d'accord sur ce point ; mais faut-il conclure de là que l'affection soit inhérente à l'âge même de l'animal ? Nullement. La maladie nous semble bien plutôt le résultat d'un changement complet de vie et d'habitude.

Rappelons-nous en effet que l'âge de la fièvre typhoïde est aussi celui des remontes et de la conscription des chevaux.

Il serait injuste de passer sous silence les faits de fièvre typhoïde chez des chevaux âgés. Dans plusieurs régiments, la constatation de cette maladie sur des sujets d'un certain âge, voire même sur de vieux chevaux, a été mentionnée. M. Lavalard a rapporté à la Société centrale de médecine vétérinaire certaines observations qui, du reste, sont pour lui des raretés et n'infirment en rien la règle générale (1).

---

(1) « Le dépôt de Vincennes, qui compte un effectif de 400 che-

Saisons, Climats. — Généralement et depuis long-temps admise, l'influence saisonnière n'est qu'une cause banale et sans valeur sérieuse.

D'après l'opinion la plus répandue, c'est en automne, vers le mois d'octobre, que le mal sévit dans toute sa vigueur ; il s'amende peu à peu en hiver et diminue ou disparaît au printemps.

Les hivers tièdes et humides favoriseraient son éclosion et sa dissémination ; au contraire, les froids rigoureux l'entraveraient.

« vaux, nous a donné l'exemple le plus remarquable d'une conta-
« gion et d'une infection extraordinaires.

« Ayant cent places vacantes dans cet établissement, dans
« des écuries complètement indépendantes des autres, j'avais pensé
« que puisqu'il n'y avait pas un seul cheval dans ce dépôt, je pour-
« rais, sans aucun inconvénient, y transporter des convalescents
« et même des malades d'affection typhoïde. Tout alla bien
« pendant une quinzaine de jours, et les chevaux transportés se
« remettaient assez bien, lorsque la situation de plusieurs d'entre
« eux s'aggrava tout d'un coup, et ils moururent.

« A partir de ce moment, les chevaux anciens du dépôt furent
« atteints. On aurait dit qu'un souffle avait passé sur l'établis-
« sement.

« Tous les chevaux, en général, étaient tristes, ne mangeaient
« plus ni ne buvaient plus ; ils faisaient difficilement leur service.

« Tous les jours, 7 à 10 chevaux étaient retirés des rangs comme
« plus malades.

« *A ce jour, sur l'effectif de 400 vieux chevaux environ, plus*
« *de 60 sont déjà entrés dans les infirmeries et 3 sont morts.*
« *(Bulletin de la Société centrale de médecine vétérinaire, 15 avril*
« *1881).*

Les transitions brusques du froid au chaud et réciproquement ont été souvent incriminés.

La statistique de M. Mitaut, qu'on trouvera plus loin, va nous montrer le cas qu'il faut faire de l'importance des saisons dans l'étiologie de la fièvre typhoïde.

Les contrées humides, si l'on en croit certains auteurs, sont un lieu d'élection pour l'affection typhoïde; d'autres, sans beaucoup plus de preuves, ont accusé la chaleur et la sécheresse.

Quoi qu'il en soit, les décompositions organiques sont des agents puissants de développement de la maladie.

L'influence pathogénique de l'altitude sur la fièvre typhoïde du cheval paraît être indifférente. Des cas incontestables ont été observés à plus de 2,000 mètres au-dessus du niveau de la mer. Nous croyons donc que Lombard (de Genève) a trop facilement généralisé ses observations personnelles en posant comme un principe de pathologie générale que l'atmosphère des hauts plateaux paraît peu favorable au développement et à la propagation des maladies zymotiques.

La quantité plus ou moins grande d'ozone contenue dans l'athmosphère ne serait pas, dit-on, sans influence.

Tempérament, Préparation à la vente. — Un cheval

faible, épuisé, gourméux, se trouve certainement dans de meilleures conditions d'aptitude morbide que celui qui, plein de force et de vigueur, peut faire face aux dépenses imposées à son organisme par un surcroît de travail. Mais, chose remarquable, c'est presque toujours sur les jeunes sujets les plus gras, les plus beaux en apparence, que le mal exerce surtout ses ravages.

Ces faits qui, tout d'abord, semblent contredire ce que nous venons d'avancer à l'instant, sur l'influence inhérente au surmenage, sont cependant très plausibles. La majeure partie des éleveurs préparent leurs chevaux à la vente comme d'autres industriels, les volailles et les animaux de boucherie. Les sujets, entassés dans des écuries basses, sans air, au milieu d'une atmosphère humide et chaude, sont nourris de fécule et d'aliments d'épargne. Cette pratique, qui donne bientôt à l'animal une augmentation de poids considérable, est loin d'augmenter proportionnellement ses forces. En donnant à l'animal une constitution factice, en cachant ses défauts sous un masque de graisse, cette préparation à la vente dispose le cheval à traverser aussi péniblement que possible, la période dangereuse de l'acclimatement.

Voici comment s'exprimait M. Bouley à la Société centrale de médecine vétérinaire de Paris,

dans son rapport de 1874 au sujet des affections
typhoïdes.

« Dans les animaux qui ne sont pas préparés au
« travail par un entraînement méthodique, chez
« lesquels au contraire le tissu adipeux est prédo-
« minant, par le fait du régime auquel ils ont été
« soumis avant la vente, les contractions muscu-
« laires répétées que nécessite un travail forcé
« n'ont pas seulement pour conséquence de modi-
« fier la crase sanguine par une trop forte propor-
« tion des matières albuminoïdes oxydées. Les ma-
« tières grasses déposées dans le tissu adipeux ne
« repassent-elles pas aussi dans le sang?

« La réponse à cette question n'est pas dou-
« teuse; il est certain en effet que la disparition
« de la graisse, du tissu adipeux, est proportion-
« nelle à l'activité de la locomotion, et l'on peut
« se demander si cette graisse absorbée sous l'in-
« fluence de cette activité, devenant à un moment
« donné excessive, l'oxygène du sang ne se trouve
« pas suffisant pour lui faire subir les transfor-
« mations qui sont les conditions de son élimina-
« tion rapide du liquide circulatoire.

« Les accidents si graves que l'on constatait au-
« trefois, plus souvent qu'aujourd'hui, sur les
« bœufs de boucherie surmenés, n'avaient peut-
« être pas d'autre cause que la saturation du sang,

« tout à la fois par l'acide carbonique, par les
« matières extractives, résultant de l'oxydation
« musculaire, et par la graisse absorbée en nature
« sous l'influence d'une marche trop précipitée et
« trop longtemps continuée.

« En soulevant ces questions que je soumets
« actuellement aux réflexions de la Société cen-
« trale, mon but est de montrer la voie dans
« laquelle il me semble qu'on devrait entrer pour
« arriver à la solution du problème de la nature
« de l'affection typhoïde, maladie qui paraît pro-
« céder de la manière dont la force des jeunes
« animaux est appliquée à la production du travail.

« Ce qui me semble militer en faveur de cette
« manière de voir, c'est que l'affection typhoïde
« peut être évitée dans une grande mesure, lors-
« que les circonstances permettent d'adapter, par
« un entraînement méthodique, les animaux au
« travail qu'ils doivent produire ultérieurement.

« On peut admettre alors que lorsque par cet
« entraînement qui consiste dans un exercice jour-
« nalier, de courte durée et à vitesse modérée, on
« ne donne lieu à l'oxydation des matières albu-
« minoïdes et graisseuses que dans une juste me-
« sure, rigoureusement proportionnelle à l'activité
« des appareils éliminateurs, le sang ne se trouve
« pas saturé de ces matières extractives dont la

« surabondance atténuerait, partout, dans l'hypo-
« thèse où je me place, et pourrait même sus-
« pendre la propriété contractile, non seulement
« dans les muscles, ce qui se traduirait par la fai-
« blesse excessive, mais encore dans les parois
« des capillaires, ce qui donnerait lieu aux stades
« caractéristiques de la maladie et aux troubles
« fonctionnels des organes sécréteurs, ce qui don-
« nerait lieu à ces lésions locales qui, suivant leur
« siège, peuvent entraîner la mort dans un temps
« plus ou moins rapide, par l'interruption des
« fonctions principales : innervation, respiration,
« fonctions digestives, etc. (1). »

Agglomération, Aération. — L'encombrement, on
le conçoit sans peine, joue un rôle considérable,
sinon dans le développement, du moins dans la
propagation de l'affection typhoïde.

Tous les auteurs s'accordent à reconnaître que
la maladie tend à s'aggraver dans les écuries où
les animaux, sains ou malades, sont réunis en
grand nombre, tandis qu'elle s'amende sensiblement si les chevaux sont écartés et disséminés sur

____

(1) *Recueil de médecine vétérinaire* (août 1872, p. 160), *Bulletin de la Société centrale de médecine vétérinaire.*

une superficie plus considérable et, mieux encore, si les malades sont isolés.

Zundel, dont le mérite est connu de tous ceux qu'intéresse la médecine vétérinaire, dit avec raison : « Quoique chez les chevaux de l'armée les conditions d'âge et d'autres circonstances constituent des causes adjuvantes et actives pour cette maladie, d'une manière générale, on doit rapporter surtout la fréquence si considérable du typhus à l'encombrement des lieux habités et à l'abondance des émanations putrides.

« Très souvent dans une garnison considérable d'une grande ville, quoique d'ailleurs les animaux vivent tous dans les mêmes conditions, la maladie n'atteint qu'une caserne ou seulement une écurie de la caserne, surtout celle exposée aux émanations des fumiers, celle où l'air ne peut pas toujours emporter les miasmes.

« Si les émanations des fumiers, plus fréquentes dans les campagnes que dans les villes, y produisent cependant moins souvent des fièvres typhoïdes, cela provient de ce que la circulation de l'air y est plus facile et lave pour ainsi dire l'atmosphère. »

D'abord, l'exercice régulier des fonctions de l'économie demande toujours une certaine somme d'oxygène au-dessous de laquelle, bien que la vie reste possible, l'organisme cependant souffre, s'étiole et, partant, devient incapable d'opposer une résistance efficace aux principes morbifiques qui l'entourent. La quantité d'air consommé répond ordinairement au volume de l'animal. Un cheval adulte exige environ 115 mètres cubes par vingt-quatre heures: cette proportion ne s'applique, bien entendu, qu'aux animaux en bonne santé; elle devient insuffisante en cas de maladie, dans les milieux où règne une épizootie.

D'autre part, le transport du poison typhogène par l'air ambiant n'est pas contestable. Nous reviendrons sur cette importante question des milieux quand nous étudierons la doctrine des germes-contages à propos des causes occasionnelles.

Acclimatation. — Certains auteurs ont accusé, non sans raison, les voyages en chemin de fer d'avoir multiplié la fréquence des affections typhoïdes. Les explications données par eux sont le brusque changement de climat, le refroidissement par les courants d'air, l'insuffisance de l'alimentation, la frayeur, les surexcitations.

Sans nier absolument l'influence de ces causes, nous croyons qu'il y a lieu d'incriminer surtout l'agglomération, et, sans doute aussi, dans la majorité des cas, l'acclimatation des animaux.

Sauf de très rares exceptions, les chevaux incorporés depuis longtemps sont tout à fait épargnés ; ni la fatigue, ni l'insuffisance de nourriture, ne paraissent suffire à développer chez eux l'éclosion de la maladie qui nous occupe en ce moment.

Cependant dans quelques régiments où un assez grand nombre de chevaux faits ont été atteints, on a remarqué que l'apparition du mal coïncidait avec la rentrée des grandes manœuvres, des écoles à feu, etc., pendant lesquelles les animaux avaient dû supporter des fatigues considérables et s'étaient trouvés dans de fâcheuses conditions au point de vue de l'alimentation et des variations atmosphériques.

C'est surtout sur l'élément jeune des groupes, sur les chevaux qui viennent d'arriver au corps, que se recrutent, dans l'armée, les victimes des épizooties typhoïdes. Ce fait, bien connu des vétérinaires, est autrement important que l'influence saisonnière.

Ce n'est pas avec les perturbations atmosphériques et les changements de température que coïncide l'apparition ou la recrudescence de l'affection typhoïde ; elle est, avant tout, en rapport avec les remontes nombreuses.

Les statistiques régimentaires le prouvent de la manière la plus péremptoire.

Dans l'un des intéressants mémoires de M. Mitaut, vétérinaire principal, se trouve un tableau chronologique des épizooties survenues de 1841 à 1864 au 9e régiment d'artillerie ; sa statistique établit que tous les mois de l'année peuvent être tributaires du fléau, suivant l'époque de l'incorporation des chevaux neufs.

L'épizootie a eu lieu :

Pour l'année 1841, en février.
— 1846, en juin et juillet.
— 1850, en janvier.
— 1854, en novembre et décembre.
— 1855, en septembre et octobre.
— 1859, en octobre et novembre.
— 1862, en avril et mai.
— 1864, en mai et juin.

En 1881, l'affection atteignant successivement un grand nombre de corps dans l'armée, a fait son apparition en janvier, février, dans les remontes, et s'est propagée durant le printemps et l'été dans les régiments.

Causes occasionnelles.

Abordant maintenant l'étude des causes occasionnelles, nous nous heurtons tout d'abord à cette question d'une importance capitale : La maladie typhoïde des chevaux est-elle ou n'est-elle pas contagieuse? Le pour et le contre ont été passionnément soutenus.

Aujourd'hui, la plupart des vétérinaires croient à la contagion, et nous nous rangeons à leur manière de voir.

Mais comme cette question vaut la peine d'être étudiée de près, nous nous faisons un devoir de reproduire successivement les arguments contraires et favorables à la théorie du germe-contage.

L'un des faits le plus souvent invoqués contre la théorie de la contagion, c'est l'immunité dont jouissent certains chevaux dans beaucoup d'écuries où se promène l'affection.

On en conclut que la maladie typhoïde est simplement une affection saisonnière pouvant atteindre simultanément tous les animaux qui se trouvent dans les mêmes conditions de résistance, d'hygiène ou de milieu.

Ce raisonnement ne peut guère se soutenir. Ne savons-nous pas d'abord que les chevaux, passé l'époque critique, sont en quelque sorte affranchis quand ils ont une fois payé leur tribut?

D'ailleurs, les maladies les plus franchement contagieuses, les maladies virulentes, atteignent-elles toujours tous les sujets soumis à leur influence?

Pour toutes les épizooties, il y a des réfractaires; la chose est d'observation commune.

Prétendre que la fièvre typhoïde n'est pas contagieuse parce que les sujets qui vivent autour des malades peuvent être épargnés, équivaudrait à dire, suivant l'ingénieuse comparaison de Budd, qu'une touffe de roseau penchée sur un cours d'eau n'a pas la faculté de se reproduire, parce que les graines ne germent pas sur place et qu'elles sont entraînées par le courant loin de leur origine. En d'autres termes, pour que la maladie éclate, deux facteurs sont nécessaires : un germe et un terrain favorable.

Enfin, l'immunité de certains sujets ne s'explique pas mieux, en admettant la nature saisonnière du mal, qu'en acceptant la contagion. Si la maladie vient uniquement d'un changement de température ou d'habitude, pourquoi tous les chevaux vivant dans les mêmes conditions ne sont-ils pas atteints ?

Quelques auteurs, parmi lesquels Gérard, Héring, se sont basés, pour battre en brèche la doctrine de la contagion, sur les résultats négatifs de l'inoculation faite sur des lapins, des chiens, des chats, des porcs.

A ces expériences nous pourrions opposer des faits contradictoires observés par Coze, Falke, Reynal, Signol, etc. Mais que résulte-t-il de tout cela ?

MM. Vulpian et Troisier, à la suite d'inoculations pratiquées sur des lapins avec du sang d'un homme atteint de fièvre typhoïde, n'ont observé qu'une augmentation passagère de la température, avec augmentation également transitoire des globules blancs dans le sang.

Davaine, Behier, Liouville, à la suite de tentatives analogues, n'ont jamais observé, dans les phénomènes provoqués, que des symptômes de septicémie.

Ces auteurs en ont-ils conclu que la fièvre typhoïde de l'homme n'était pas contagieuse? Nullement. Ce n'est pas sur une espèce différente qu'il faut tenter l'inoculation du mal.

Pour la fièvre typhoïde de l'espèce chevaline, il faut opérer sur des chevaux. C'est de cette façon qu'a procédé M. Salle, et voici le résumé de son expérience : les produits de l'air confiné d'une écurie contenant seulement des chevaux sains, ont été injectés dans le sang d'un cheval sain sans produire le moindre résultat. Par contre, les produits de l'atmosphère d'une écurie logeant des sujets typhoïdes ayant été injectés dans les veines d'un cheval sain, la maladie a été transmise. Mais à côté des recherches de M. Salle, nous devons signaler les résultats négatifs auxquels est arrivé, l'an dernier, le savant professeur Arloing, en introduisant dans l'organisme de chevaux sains le sang de chevaux infectés.

Quoi qu'il en soit des recherches expérimentales,

la contagion de la maladie typhoïde de l'espèce chevaline est de plus en plus admise. Chaque jour des faits nouveaux démontrent que l'infection peut être importée d'un lieu dans un autre par un sujet contaminé.

La question des inoculations expérimentales reste encore en suspens ; mais d'insuccès relatifs, ne nous hâtons pas de tirer des conclusions absolues ; car tout en admettant en principe la perfection technique de l'inoculation, il reste toujours à prouver que le sang fourni pour les expériences provient de chevaux réellement atteints de la fièvre typhoïde, et non d'un état typhoïde.

L'un des premiers, Boiteux, vétérinaire militaire, a rapporté en 1860 un certain nombre de cas de contagion absolument indiscutables. A dater de cette époque, les observations se multiplient.

En lisant les bulletins de la Société centrale de médecine vétérinaire et de la Société pratique de médecine vétérinaire, on trouve, à propos de la discussion soulevée l'année dernière par la maladie régnante, des exemples bien curieux et bien instructifs.

Un vétérinaire de la province achète, pour son service, un cheval à Paris, et l'emmène dans son pays où l'affection typhoïde est inconnue. Le cheval, qui sortait du foyer de l'épizootie, contracte au bout de quelques jours la maladie dont il avait emporté le germe, et l'affection se répand alors dans la localité, où nul cas antérieur n'avait été constaté.

Un cultivateur habitant une ferme isolée, achète un cheval neuf à Paris; l'animal tombe malade quelques jours après son arrivée; bientôt, dix chevaux sont malades dans la même ferme.

Dans les environs de Châtillon, dit M. Latour, toutes les écuries étaient indemnes; survient la vente de l'écurie Fould; les chevaux de cette écurie, qui avaient contracté la maladie au Tattersal, deviennent des agents propagateurs. Peu de temps après, la plupart des écuries s'étant fournies à cette vente étaient atteintes par la maladie.

Dans plusieurs régiments éloignés de Paris, l'apparition de la fièvre typhoïde a coïncidé avec l'arrivée de jeunes chevaux provenant du dépôt de remonte de Montrouge, où régnait l'affection.

Dans la séance du 14 avril 1881, M. Signol rappelait, devant la Société centrale de médecine vétérinaire, un fait bien probant observé par lui à la Compagnie des omnibus. La ligne de Batignolles-Odéon était dessservie par les dépôts de Clichy et de la rue d'Ulm. La maladie, qui existait depuis longtemps déjà dans l'établissement de Clichy, n'avait pas été vue dans celui de la rue d'Ulm. Les nécessités du service ayant obligé de transporter plusieurs chevaux de Clichy à l'autre dépôt, la maladie éclata dans ce dernier et y fit de nombreuses victimes.

Nous empruntons à M. Palat l'observation suivante : En 1866, le 4ᵉ régiment d'artillerie, au moment de sa transformation, reçut à Bourges un grand nombre de chevaux. Les écuries du quartier étant insuffisantes, on occupa toutes celles des auberges, situées pour la plupart dans les faubourgs. Une fois par semaine, le jour du marché, on évacuait ces écuries, pour faire place aux chevaux des paysans apportant leurs denrées à la ville. Or, ces animaux contractèrent l'affection typhoïde, et la voix populaire l'attribua à la contagion, au point que les aubergistes, menacés de perdre leurs clients, ne voulaient plus recevoir les chevaux de l'armée.

M. Salle exposait, le 9 juin, devant la Société centrale, le fait suivant, observé dans un escadron du 9ᵉ régiment de dragons :

Le 12 mai, arrive du dépôt de Montrouge, alors infecté par la maladie régnante, un convoi de six animaux ; l'un d'eux, la jument *Prise*, âgée de 6 ans, fut aussitôt confiée en dressage à un officier. Par ce fait, cette bête ne fut pas placée au milieu des autres jeunes chevaux ; mais elle fut casée dans l'escadron, à côté même du cheval de cet officier.

Deux jours après, c'est-à-dire le 14, l'animal présente les signes de l'affection régnante à Paris ; elle est aussitôt mise à l'infirmerie.

Le 18, l'un des voisins de cette jument, *Masse*, âgée de 13 ans, monture de l'officier, est frappée à son tour, soit après quarante-huit heures de contact avec *Prise*, et après quatre jours du début sur celle-ci.

La jument *Masse* meurt le 21.

Le 19, l'autre voisin de *Prise*, le cheval *Élégant*, âgé de 7 ans, est frappé, quoique ayant cessé son contact prolongé avec *Prise* et *Masse*.

Autres faits : *Poncette*, 6 ans, placée non loin de *Prise* et de *Masse*, entre le 14 à l'infirmerie, le jour même du début de la maladie de *Prise*, et meurt le 17.

A la gauche de *Poncette*, était un mur ; à sa droite était la jument *Page*, qui entra le 21 à l'infirmerie. Elle fut très sérieusement malade, mais finit par guérir.

Dans la même écurie, *Déesse*, 8 ans, jument de trait, pléthorique ; frappée le 24, meurt le 27.

A sa droite, un autre cheval d'attelage, *Mail*, entre à l'infirmerie le 26 et meurt le 31.

Pan, 7 ans, placé dans un coin, entre à l'infirmerie le **27** et meurt le **30.** Son voisin, *Bible*, avait été amené le **21**; il entre en convalescence après avoir été des plus malades.

En concluant, M. Sallo fait remarquer que, dans tous les cas, il y a toujours eu relation de voisinage.

Nous pourrions multiplier les exemples de cette nature, mais il nous semble amplement démontré que la fièvre typhoïde du cheval se propage de proche en proche chez une série d'animaux qui ont entre eux des rapports plus ou moins immédiats.

En outre, il est manifeste que l'affection, transportée à distance du foyer primitif, peut aller constituer d'autres foyers.

Nous croyons, avec le plus grand nombre des auteurs contemporains, qu'il est difficile de refuser à un semblable mode d'expansion le nom de contagion, si l'on prend comme définition celle qu'a donnée Littré : la transmission de la maladie d'un individu à un autre par l'effet d'un contact médiat ou immédiat.

Cependant, si la doctrine de la contagion fait avancer d'un grand pas la question de la pathogénie dans l'affection typhoïde du cheval, il faut avouer qu'elle ne la résout pas.

La maladie est contagieuse. Ce point nous est définitivement acquis ; mais l'éclosion spontanée n'est-elle pas quelquefois possible ? et dans le cas

do contagion bien évidente, quels sont les agents
do transmission? Quelle est la nature du contage?
Autant de questions qui restent en suspens.

I

Cherchons d'abord par quelles voies le principe
morbifique passe d'un sujet à un autre. Nous
savons déjà qu'un air confiné et insuffisamment re-
nouvelé favorise le développement de la maladie
typhoïde. Les vétérinaires ne font nulle difficulté
d'admettre que le poison peut se répandre soit par
le. ?lles, soit par les exhalations pulmonaires et
cutanées dans l'atmosphère où il se multiplie. Les
exemples abondent; mais la transmission par l'in-
termédiaire de l'air ne démontre pas la nature
gazeuse du contage; elle implique seulement sa
dissémination en particules assez fines pour pouvoir
flotter librement dans l'atmosphère. Ne sait-on pas
en effet que l'air contient toujours des quantités
plus ou moins considérables de corpuscules, des
organismes ou des spores de toute espèce? Ainsi,
d'après Miquel, dont les travaux aéroscopiques ont
atteint une si grande précision, un mètre cube
d'air contient, dans le parc de Montsouris, une
centaine de bactéries; dans les appartements de

Paris, de deux à trois mille, et dans les salles des hôpitaux, de sept à huit mille.

L'absorption par le tube digestif joue aussi un grand rôle dans la pathogénie de la fièvre typhoïde.

Un cas très curieux, communiqué par M. Hue à la Société de médecine vétérinaire pratique, montre que la transmission du virus peut se faire par la salive.

Un cultivateur avait un champ qu'il labourait avec des chevaux chez lesquels la fièvre typhoïde était à l'état d'incubation; au détour de ce champ il y avait du blé vert dont les animaux mangèrent. Un autre cultivateur, possesseur d'un terrain limitrophe, vint le labourer, et ses chevaux, qui n'avaient jamais été malades, mangèrent des tiges auxquelles ceux de son voisin avaient touché. Ils contractèrent la fièvre typhoïde, probablement par l'absorption de la salive des chevaux malades, salive restée sur les tiges de blé.

M. Hue ajoute que la salive déposée sur l'avoine, dans les râteliers, dans les mangeoires, dans les seaux, voire même dans l'eau des mares, est un des agents les plus actifs de la propagation de la fièvre typhoïde (1).

Heubner pense que la maladie peut être parfois

---

(1) *Presse vétérinaire*, 31 juillet 1881, p. 21.

importée par les fumiers, qui deviennent ainsi de véritables foyers d'infection (1).

L'opinion d'Heubner est, d'ailleurs, maintenant confirmée par une foule d'observations indiscutables.

Nous devons à M. Duplessis, vétérinaire principal, les observations suivantes :

Au 21ᵉ dragons, l'épizootie débute sur les chevaux du 4ᵉ escadron, logés dans une écurie distante seulement de 1ᵐ,50 du dépôt des fumiers. Les fumiers étant transportés à 300 mètres des écuries du corps, la maladie s'amende et disparaît bientôt.

Au 5ᵉ cuirassiers (juin 1881), 103 chevaux sont atteints d'affection typhoïde. On fait aussitôt camper tous les animaux sains, et néanmoins l'épizootie continue ses ravages sur les chevaux de deux escadrons; or ces chevaux n'étaient qu'à 3 mètres du dépôt des fumiers du camp. La litière supprimée, les fumiers transportés à 600 mètres, derrière un rideau d'arbres, l'affection s'éteint en quinze jours.

Au 13ᵉ dragons, dès l'apparition de la maladie, on fit camper tous les chevaux du corps sur le terrain de manœuvre de Compiègne, sans litière, les

---

(1) Heubner, *Influenza des Pferde*. Berlin, 1807.

crottins enlevés toutes les deux heures et transportés à 500 mètres dans une clairière de la forêt, derrière un rideau d'arbres. Ces mesures suffirent pour arrêter, presque tout à coup, le développement de l'affection typhoïde sur les chevaux de ce régiment.

M. Bizot, vétérinaire principal, nous a dit avoir constaté bien des fois, dans les régiments, l'influence considérable des fumiers sur le développement de la fièvre typhoïde des chevaux. Aussi, dans les quartiers où règne l'affection, prescrit-il de fermer toutes les ouvertures donnant sur les fosses à fumiers, de retirer les jeunes chevaux des écuries situées à proximité de ces fosses et même, si cela est possible, d'évacuer complètement les locaux pendant quelque temps.

M. Féger, vétérinaire principal, a observé en 1881, au 32e régiment d'artillerie, que la fièvre typhoïde frappa d'abord les chevaux des 11e et 12e batteries qui occupent les bâtiments voisins d'une fabrique d'engrais et du dépôt des fumiers. On a pu remarquer aussi, dans ce même régiment, la tendance qu'ont les maladies d'un caractère épidémique à sévir de préférence sur les hommes logés à proximité de la fabrique et des fumiers.

C'est encore par les boissons que la propagation peut se faire. Tantôt l'eau provenant d'un

puits, d'une prise d'eau, d'une conduite, est viciée
dès son origine par des infiltrations du sol au
voisinage des fosses d'aisances ou des fumiers,
et la source devient alors un véritable foyer typhogène.

Tantôt l'eau potable, saine quand elle est versée
dans les auges où les chevaux du corps boivent ensemble, peut être infectée par les animaux qui, portant déjà le germe du mal en eux-mêmes, ne sont
pas encore manifestement atteints et vivent au quartier de la vie commune.

L'année dernière, à Fontainebleau, pendant l'épizootie typhoïde, alors que les chevaux de l'École
restaient fort peu éprouvés, ceux du reste de la
garnison furent frappés dans des proportions exces-
sives. Peut-être que l'immunité relative des premiers tenait à l'hygiène générale, à leur âge, à
leur bon état d'entretien. Mais n'est-il pas digne
de remarque que la distribution des boissons qui,
à l'École, se faisait séparément dans des seaux,
n'avait lieu dans les autres corps qu'à l'aide de
l'auge commune ?

II

Nous quittons ici la limite extrême des faits pour entrer dans le domaine des théories, des hypothèses.

Si l'on parcourt les nombreux écrits publiés depuis une dizaine d'années sur la question qui nous occupe, on voit toutes les idées émises se partager en deux courants bien distincts. Pour les uns, la fièvre typhoïde du cheval n'a pas d'agent spécifique, pas de microbe; l'infection, due à l'action nocive des substances animales ou végétales, n'agit que dans la sphère du foyer d'où émanent ces miasmes morbifiques. L'infection se propage bien par contagion de l'individu malade à l'individu sain; mais ce n'est pas en faisant pénétrer dans son organisme une bactéridie; c'est en altérant l'air par un virus volatil, par un miasme.

En pathologie générale, ce mode de propagation des maladies est connu aujourd'hui sous le nom d'infecto-contagion.

Si le principe morbifique n'est pas un organisme spécial, vivant de sa vie propre et se reproduisant à l'infini, s'il s'agit simplement d'une intoxication putride, rien n'empêche plus d'admettre l'origine spontanée de la fièvre typhoïde pour les cas, fort nombreux du reste, où la maladie n'est imputable à aucune cause apparente. L'organisme peut alors être considéré avec Stich, comme renfermant toujours en lui-même les matériaux d'un empoisonnement putride contenu dans le tube digestif ou dans les exhalations pulmonaires. A l'état normal, l'élimination plus ou moins rapide de ces produits délétères, ou leurs transformations, maintiennent l'organisme dans une intégrité complète ; mais vienne une perturbation quelconque, l'influence nocive des produits n'est plus alors neutralisée, les matériaux putrides peuvent devenir le poison typhique, et la maladie est ainsi engendrée de toutes pièces.

Il est évident que nous n'exposons cette conception pathogénique qu'à titre d'hypothèse ; mais nous devons au moins reconnaître que la théorie de Stich a pour elle le mérite incontestable de mettre en plein relief l'influence des agents auxiliaires, c'est-à-dire de toutes les mauvaises conditions hygiéniques que nous avons étudiées sous le nom de causes prédisposantes.

A la théorie de l'infection pure et simple, un nombre toujours croissant d'auteurs opposent celle du germe-contage. Pour eux, la fièvre typhoïde du cheval est une maladie spécifique déterminée par la présence dans l'économie, d'organismes vivants, de microbes. Ces infiniment petits, dont nous n'avons pas à discuter ici l'origine (1), ont été de nos jours l'objet des plus sérieuses études de la part de Cohn, Hoffmann, Huxley, Robin, Sonderson, Pouchet, Pasteur, Lister, Davaine, Villemain, Chauveau, Colin et d'un grand nombre d'esprits supérieurs.

Le but de leurs travaux a été la recherche dans les liquides virulents, d'éléments figurés, vivants, bactéries ou microbes, qui, lancés dans la circulation d'un organisme sain, l'infectent par une sorte de fermentation, laquelle, multipliant à l'infini ces éléments figurés, transforme l'individu en un nouveau foyer d'infection.

____

(1) Nous croyons cependant devoir mettre sous les yeux du lecteur les lignes suivantes que nous empruntons à M. P. Miquel, et qui résument admirablement l'état de la question sur l'origine des germes-contages :

« La théorie de la génération spontanée étant écartée par des
« expériences que nous considérons comme indiscutables, on reste
« encore en présence d'opinions très diverses, souvent inconcilia-
« bles, sur l'origine des vibrioniens.

« Certains savants les considèrent comme naissant d'un germe
« spécial comparable de tous points aux œufs et aux graines des
« espèces animales et végétales plus élevées dans l'échelle de la
« création ; d'autres veulent que les bactéries soient sécrétées par
« les moisissures vulgaires ; d'un autre côté, quelques microbo-
« tanistes pensent que les moisissures vulgaires naissent des bac-
« téries ; enfin, une opinion assez accréditée est celle qui attribue
« aux vibrioniens la faculté de se transformer suivant les milieux
« où ils vivent en espèces multiples et de devenir tour à tour, par
« polymorphisme, bactéries, bactéridies, vibrions et ferments. »

On sait quels succès ont couronné les immortelles recherches de Pasteur sur le charbon et le choléra des poules. Mais faut-il du particulier conclure au général ? Faut-il dire avec Bouillaud :

« Comme certaines contagions par excellence ont
« pour cause prochaine ou pour contagion un être
« organisé, parasitaire, ne serait-il pas permis de
« supposer que d'autres êtres organisés d'une es-
« pèce donnée, sont aussi les agents des autres
« contagions ? »

La question des microbes est plus que jamais à l'ordre du jour, et nous pouvons dire qu'en ce qui concerne la spécificité de la fièvre typhoïde du cheval, les recherches sont activement poursuivies dans plus d'un laboratoire. Cependant, qu'avons-nous de précis ? Rien encore. Nous ne pouvons donc pas affirmer l'origine microbienne de la fièvre typhoïde du cheval. Mais qui sait si l'hypothèse d'aujourd'hui n'est pas la vérité de demain ?

CHAPITRE III.

SYMPTOMATOLOGIE.

Sans excès de travail, sans refroidissement, pour ainsi dire sans cause appréciable, un cheval perd tout à coup l'appétit, ou, s'il mange encore, il semble que ce soit plus par habitude que par besoin. Il laisse l'avoine et ne prend le fourrage qu'avec nonchalance. Sa soif, au contraire, est grande, il paraît ne pouvoir l'assouvir.

Le malade se montre abattu, mou au travail ; on le voit souvent couché. Attaché, il est à bout de longe, les membres rapprochés sous le corps, les reins cambrés, l'encolure basse, la tête appuyée sur la mangeoire ou reposant sur la litière. Il semble éprouver une céphalalgie intense. On peut piquer, pincer la peau, sans provoquer de réaction notable.

La marche est incertaine; les membres postérieurs s'entrecroisent, oscillent au point que le malade menace de tomber à chaque pas. Le moindre exercice suffit pour accélérer la respiration, multiplier et renforcer les battements du cœur. Dès ce moment, le pouls est mou, faible, lent, irrégulier, et le thermomètre accuse une augmentation de température. Les muqueuses sont d'un jaune citrin ou safrané.

C'est seulement un jour ou deux plus tard que la maladie prend une allure plus nette. L'adynamie s'accentue, une grande faiblesse se trahit dans toutes les fonctions. Le cheval malade est plongé dans une stupeur plus ou moins profonde; ses paupières sont tuméfiées, ses yeux larmoyants. La sensibilité paraît presque abolie, mais il y a plutôt abolition de la perception qu'anesthésie véritable (Zundel).

Pendant que les forces tombent, la fièvre, compagne inséparable de l'état typhoïde, s'affirme et passe au premier plan. Elle existe même avant toute manifestation locale. Avec ses exacerbations vespérales et ses rémissions du matin, elle a dans sa marche quelque chose de régulier et de typique. Mais les complications d'une part, et d'un autre côté l'influence d'une thérapeutique énergique, peuvent produire dans le cycle fébrile des perturbations profondes.

Le pouls est le plus souvent mou, irrégulier, faible et contraste avec la force des battements du cœur, du moins dans les premiers jours du mal ; il augmente avec le développement des symptômes. Un de ses plus remarquables caractères est la grande variation d'amplitude et de fréquence qu'on constate suivant les jours et les heures.

C'est surtout dans les cas graves que le dicrotisme se montre.

La thermoscopie n'a pas encore été beaucoup appliquée à l'étude de la fièvre typhoïde du cheval ; cependant un certain nombre d'observations consciencieuses ont montré quels éléments d'appréciation peut fournir l'emploi du thermomètre pour le diagnostic et le pronostic de la maladie qui nous occupe.

Le thermomètre donne une mesure assez exacte de l'état général. Le plus souvent la vitesse du pouls marche d'accord avec la température.

On peut du reste poser en principe que dans les pyrexies, la chaleur et le pouls suivent ordinairement une courbe parallèle. Si l'on élève artificiellement la température d'un animal, il est facile de constater une accélération proportionnelle des pulsations de l'artère. La fréquence du pouls chez le fœtus monte ou descend avec la température de la mère.

Chez l'homme, dont la chaleur normale se rapproche sensiblement de celle du cheval, voici, d'après Lorain, quelle serait en moyenne la fréquence du pouls correspondant à la température rectale :

Température...... 37,5 38,5 39,5 40,5 41,5.
Pulsations....... 70   05   120   145   160.

Néanmoins, il serait inexact d'établir entre l'élévation thermique et la fréquence du pouls un rapport immuable ; chaque individu réagit sous la fièvre, selon ses prédispositions spéciales, son impressionnabilité variable et le chiffre normal de sa température.

Les localisations morbides ne seraient pas non plus indifférentes en ce qui concerne la discordance de la température et du pouls. D'après le professeur Jaccoud, la congestion du bulbe et des pneumogastriques dont l'excitation détermine un ralentissement du cœur, expliquerait physiologiquement cette anomalie apparente.

Dans l'affection dont nous étudions les symptômes, il n'est pas rare de trouver des cas où, à côté d'une élévation considérable de la température, le pouls se fait remarquer par sa faiblesse et son ralentissement ; en d'autres circonstances, avec un pouls fréquent coïncide un abaissement de température.

L'an dernier, M. Weber, à la Société centrale de médecine vétérinaire, insistait sur des faits de ce genre et parlait de chevaux atteignant 41 degrés, alors que leurs pulsations ne dépassaient pas le chiffre de 40 à 50 par minute. Dans l'épidémie de 1870, nous avons enregistré au 32e d'artillerie, une pareille discordance, et M. Goyau, vétérinaire principal en retraite, nous a montré, dans sa clientèle, pendant l'épidémie de 1881, ce pouls paradoxal.

Ces faits nous permettent de conclure que l'exploration du pouls ne doit, en aucun cas, remplacer la recherche de la température. L'étude de la courbe thermique peut seule nous faire apprécier sûrement la marche et le degré de la fièvre.

D'ordinaire, dans l'affection typhoïde, la température monte lentement pendant les premiers jours, laissant voir, du soir au matin, une rémission de 4 à 7 dixièmes de degré.

Il résulte de cette marche un tracé avec ascension progressive.

On a produit des observations dans lesquelles le tracé serait élevé dès le début de la maladie; le thermomètre atteindrait rapidement 41 et 42 degrés. Mais ces observations d'ascension brusque à 40 degrés et au-dessus sont sujettes à discussion, à notre avis du moins. Il importe, en effet, de savoir si la courbe thermique a été tracée dès l'invasion du mal ou si la température n'a été prise qu'à la période d'état ; car nous savons que, la plupart du temps, les chevaux ne sont pas conduits à la visite dès le début de l'affection. Il se passe à peu près là ce que nous voyons dans les hôpitaux quand les malades ne sont amenés qu'en pleine évolution du mal.

Ajoutons qu'il faut se garder de confondre la fièvre typhoïde à localisation thoracique, avec la pneumonie fibrineuse à allure typhoïde. Or, nous croyons que c'est surtout dans ce dernier cas qu'on voit des tracés marquer, dès le premier nychthémère, une ascension brusque.

Enfin, pour obtenir des graphiques sérieux, le vétérinaire doit ne s'en rapporter jamais qu'à lui-même et s'entourer de toutes les précautions nécessaires. La thermométrie médicale est sujette à plus d'une cause d'erreur et peut être tenue pour chose très délicate. Sa pratique exige une certaine expérience.

Si le thermomètre toujours en parfait état n'était jamais manié que par le vétérinaire ; si les températures étaient prises régulièrement aux mêmes heures ; si l'instrument, toujours le même pour chaque malade, restait placé chaque fois le même temps dans le rectum, les divergences dans les courbes deviendraient bien plus rares.

Nous pouvons d'ailleurs opposer aux observations d'ascension verticale, les trente tracés pris par M. Palat, dès le début de la maladie, dans le grand dépôt de la Bastille.

Température rectale des chevaux du dépôt de la Bastille prise comme dianostic de l'affection typhoïde.

N^{os} des chevaux.	8e jour.	7e jour.	6e jour.	5e jour.	4e jour.	3e jour.	2e jour.	1er jour.	Jour de l'entrée.	OBSERVAT.
13,503	»	»	»	»	»	»	»	39,6	40,2	Guéri.
14,013	»	38,6	38,2	38,2	38,2	38,8	38,0	37,6	39,2	Id.
14,644	37,2	37,4	37,4	37,6	37,4	38,4	39,0	40,0	40,0	Id.
13,630	»	»	37,4	37,2	37,4	37,6	38,0	37,8	40,4	Id.
13,030	37,6	37,6	37,8	37,4	37,8	37,8	37,6	38,8	40,6	Id.
14,036	»	»	»	»	»	38,0	37,8	39,8	40,0	Id.
13,562	37,6	37,2	37,4	37,6	37,4	37,6	38,2	39,4	40,2	Id.
13,732	37,6	37,8	37,4	37,2	37,4	37,0	37,6	37,8	40,0	Id.
13,239	»	»	»	»	»	»	»	38,4	40,0	Id.
13,491	»	38,6	37,6	38,0	37,8	38,4	37,6	37,4	41,0	Id.
14,006	»	»	37,4	37,4	37,6	37,6	37,4	38,6	40,0	Id.
14,003	»	38,4	33,2	37,6	37,4	37,4	37,6	37,6	39,8	Id.
13,340	»	»	»	38,2	37,8	38,0	37,8	39,2	40,6	Id.

4

Nos des chevaux.	JOURS PRÉCÉDANT L'ENTRÉE A L'INFIRMERIE.								Jour de l'entrée.	OBSERVAT.
	8e jour.	7e jour.	6e jour.	5e jour.	4e jour.	3e jour.	2e jour.	1er jour.		
13,491	»	»	»	»	»	»	38,6	37,8	39,2	Mort.
13,163	37,4	37,6	37,4	37,6	37,8	37,6	37,4	38,8	40,0	Guéri.
13,259	»	»	»	»	»	»	»	39,0	40,0	Id.
13,646	»	»	»	»	»	37,6	38,0	39,4	40,2	Id.
13,501	»	»	»	»	»	38,2	38,2	37,6	40,4	Id.
13,237	»	»	»	»	»	38,0	38,0	39,4	40,0	Id.
13,339	37,0	37,8	37,6	37,2	37,4	37,6	37,4	38,6	40,8	Mort.
14,009	»	»	»	38,2	38,4	38,8	38,2	38,8	39,8	Guéri.
13,731	»	37,6	37,2	38,0	37,6	37,8	37,8	37,6	40,4	Id.
13,586	»	»	»	»	»	»	37,1	38,6	40,6	Id.
13,613	»	37,4	37,4	37,6	37,4	38,2	38,4	37,8	39,2	Id.
13,608	»	»	37,8	37,4	37,8	37,6	37,4	38,6	40,0	Id.
14,462	»	38,2	»	»	»	38,2	38,0	39,0	39,6	Id.
13,932	»	38,4	38,2	37,4	37,2	37,4	38,4	39,6	40,2	Id.
13,464	37,4	37,2	37,4	37,0	37,0	37,4	37,6	39,2	39,0	Id.
13,264	37,2	37,4	37,2	38,4	38,6	38,0	38,0	38,2	40,8	Id.
13,658	37,4	37,4	37,8	37,6	38,0	38,4	38,6	39,2	39,2	Id.

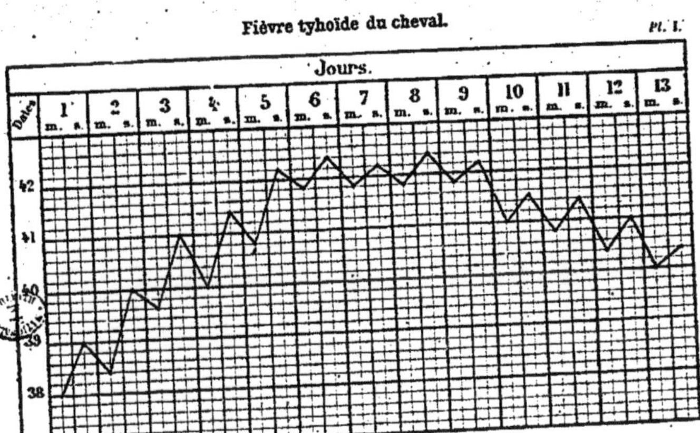

Tracé graphique de la température donné par Zundel, d'après Schmidt.

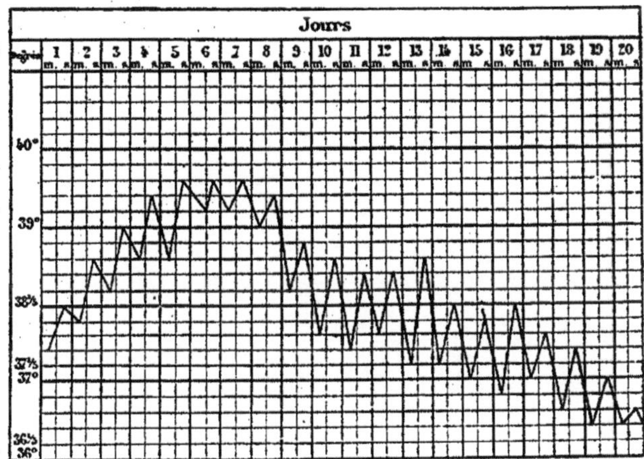

Tracé pris par M. Angot, au 32e régiment d'artillerie.

TYPE GRAVE. *Complications pectorales très manifestes dès le cinquième jour.* GUÉRISON.

Pl. III.

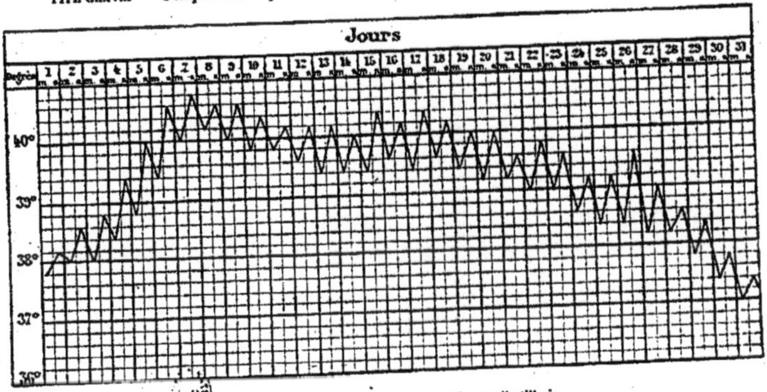

Tracé pris par M. Angot, au 32e régiment d'artillerie.

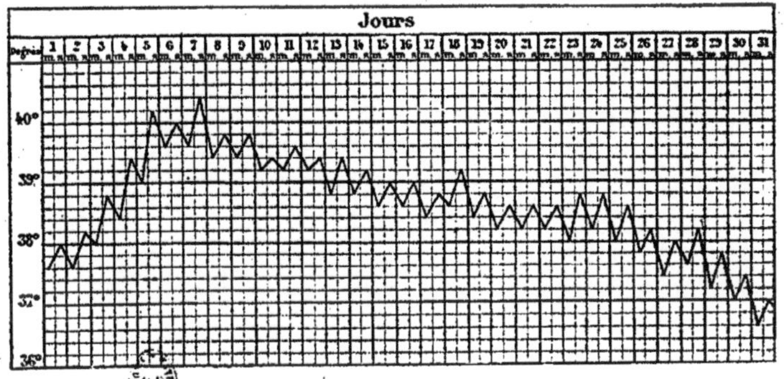

Tracé pris par M. Angot, au 32ᵉ régiment d'artillerie.

Fièvre typhoïde du cheval. — GUÉRISON.

PL. V.

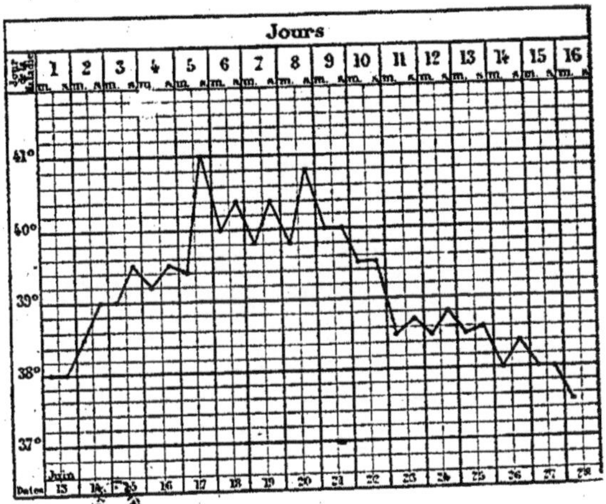

Tracé pris au dépôt de Montrouge par MM. Capon, Barthelet et Servolea.

Fièvre typhoïde du cheval. — MORT.

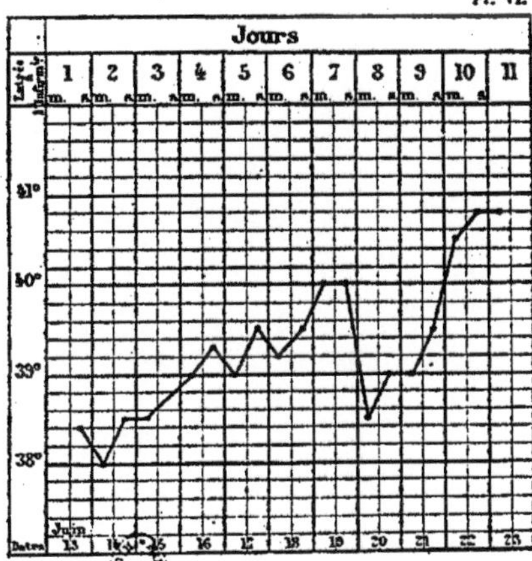

Tracé pris au dépôt de Montrouge par MM. Capon, Barthelet et Servoles.

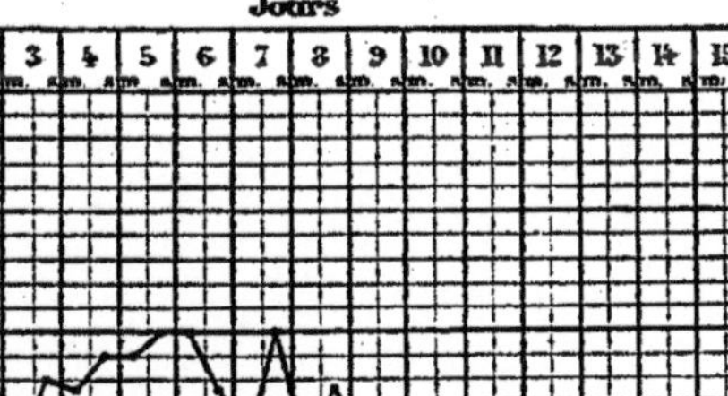

Tracé pris au dépôt de Montrouge par MM. Capon, Barthelet et Servoles.

Parvenue à son fastigium, la courbe se maintient, pendant un certain temps, entre 40 et 41 degrés, oscillant de 4 à 7 dixièmes du soir au matin. Quand la maladie suit sa marche régulière, la courbe, au bout de six à sept jours, descend progressivement et comme pas à pas, jusqu'à la température normale, présentant encore des exacerbations vespérales et des rémissions du matin.

Il est certain que le tracé n'offre pas toujours des caractères aussi nets. En pratique, il y a lieu de tenir compte des perturbations qui, soit spontanément, soit sous l'influence de la thérapeutique, peuvent se produire dans l'organisme malade et se révéler par des modifications de la température, d'où la variété de certaines courbes; mais l'exception n'infirme pas la règle.

Lorsque, après la période d'état, il y a diminution d'un degré par jour, c'est un signe favorable. Si la température s'abaisse sensiblement sans amélioration des symptômes généraux, il y a lieu de redouter une hémorragie interne. Y a-t-il une élévation subite du thermomètre, on peut l'attribuer à une rechute ou à des complications phlegmasiques.

Quelques instants avant la mort, on voit, dans certains cas, une augmentation de température qui peut atteindre 43 degrés; dans d'autres, au contraire,

on constate un refroidissement qui va jusqu'à l'algi-
dité.

Somme toute, si dans la fièvre typhoïde du cheval
le thermomètre joue un rôle considérable, il est bon
que le praticien n'ait pas seulement l'œil fixé sur la
colonne de mercure, mais qu'il s'inspire aussi de
l'ensemble des symptômes et de la marche de la
maladie.

Dès la période initiale de l'affection typhoïde, apparaissent des frissons siégeant surtout aux coudes
et aux grassets, mais pouvant se généraliser. Ils sont
presque la règle dans les cas graves. Leur constatation, à une période avancée du mal, est l'indice de
complications graves, telles que paraplégie, formation d'abcès, etc.

Nous n'avons parlé jusqu'ici que des signes du
début, lequel est surtout caractérisé par l'adynamie
et la fièvre. Or, c'est du troisième au cinquième
jour que la localisation de la maladie s'effectue.

Dans la majorité des cas, les poumons sont touchés, soit que l'affection revête la forme thoracique,
soit que les signes pulmonaires accompagnent seulement une autre forme. Il y a matité dans la partie
déclive des deux poumons, et diminution ou absence
du bruit respiratoire dans ces mêmes régions, à
la limite desquelles on perçoit un bruit supplé-
mentaire. Les désordres vont en augmentant, et

il n'est pas rare de découvrir par l'auscultation et la percussion combinées, des points imperméables qui disparaissent du jour au lendemain, pour se montrer ailleurs.

Les mouvements respiratoires sont précipités ; ils peuvent atteindre le chiffre de vingt à vingt-cinq par minute.

La toux, quand elle existe, est faible ; parfois quinteuse et pénible.

La pituitaire est sèche et peut présenter des pétéchies. Quelques auteurs, entre autres Gourdon, signalent des épistaxis. Nous en avons observé quelques cas au 32e d'artillerie ; mais l'écoulement sanguin n'était pas considérable.

La nature du jetage permet d'apprécier, jusqu'à un certain point, le degré du mal. Est-il muqueux, il indique une affection légère ; est-il citrin, épais, strié de sang, il dénote des lésions pulmonaires graves.

Passons à l'examen de l'appareil digestif. Ici les grands signes de localisation ne se montrent ordinairement que vers le sixième jour, à l'époque où les symptômes généraux ont la plupart du temps atteint leur maximum.

L'appétit est devenu presque nul, tandis que la soif reste vive. La muqueuse buccale est chaude et sèche ; la langue sensiblement racornie, est recouverte d'un sédiment brunâtre, adhérent, fuligineux ; sur les gencives on voit, çà et là, des petites taches d'un rouge plus ou moins foncé.

Le ventre, ordinairement rétracté, est dans la majorité des cas le siège de borborygmes.

Les hypochondres sont douloureux à la pression. Des coliques s'observent-elles, elles reviennent par intermittence et se montrent plus fréquentes avec le progrès du mal ; mais, chose digne de remarque, le malade ne se couche pas et ne regarde pas son flanc comme dans les cas de coliques ordinaires, à moins que les douleurs ne soient très aiguës.

Les crottins sont secs, petits, irréguliers, lisses d'abord, puis coiffés d'une matière purulo-graisseuse ayant l'apparence de fausses membranes plus ou moins épaisses, d'un gris jaunâtre, quelquefois rougeâtre ; ils exhalent une odeur désagréable. Ordinairement à cette constipation succède une diarrhée plus ou moins intense ; les excréments, d'un jaune verdâtre, sont fétides ; il semble que les matières alvines aient commencé à se putréfier dans l'intestin.

Les urines sont rougeâtres, visqueuses, assez troubles, et ont une densité supérieure à celle de l'urine normale.

Les recherches les plus complètes et les plus récontes sur les caractères chimiques de l'urine, dans la fièvre typhoïde du cheval, sont dues au docteur A. Robin, professeur agrégé de la Faculté de médecine.

L'analyse des urines qui lui avaient été remises par le docteur P. Bouley, a donné les moyennes suivantes (1) :

1. *Couleur.* — Jaune foncé rougeâtre à reflets émaphéïques.
2. *Aspect et consistance.* — Urine très trouble. — Reste trouble après un repos prolongé. — Viscosité énorme.
3. *Quantité.* — Paraît diminuée.
4. *Densité.* — 1035 à 1040.
5. *Matériaux solides.* — 81 gr. 00 à 114 gr. 00 par litre d'urine.
6. *Odeur.* — De foin; très aromatique.
7. *Réaction.* — Acide.
8. *Sédiments.* — Assez abondants, mais se déposant lentement à cause de la viscosité de l'urine. — Constitués par de l'oxalate et de l'oxalurate de chaux en grande quantité, de l'acide urique fortement teinté de rouge, du carbonate de chaux, très peu d'hippurate de chaux, de phosphate tribasique et d'urate d'ammoniaque; des globules blancs, des globules rouges, des cellules détachées des voies urinaires.
9. *Mucus.* — Considérable.

---

(1) A. Robin, *Essai d'urologie clinique.* Fièvre typhoïde. Paris, J.-B. Baillière, 1877.

10. *Urée.* — 26 gr. à 60 gr. Dans ce dernier cas, l'urine s'est prise par l'addition d'acide nitrique.
11. *Acide urique.* — Très abondant.
12. *Acide hippurique.* — Paraît diminué.
13. *Matières extractives.* — Augmentées.
14. *Albumine.* — Assez abondante.
15. *Sucre.* — Absent.
16. *Chlorures.* — 0 gr. 60 et 0 gr. 80.
17. *Acide phosphorique* total. — 0 gr. 50 et 0 gr. 45.
18. *Phosphates terreux.* — Diminués.
19. *Carbonate de chaux.* — Diminué.
20. *Oxalate de chaux.* — Abondant.
21. *Urohématine.* — Assez augmentée.
22. *Indican.* — Très considérable.
23. *Hémaphéine.* — Traces.
24. *Uroérythrine.* — Absente.

Ce syndrome urologique nous montre donc, d'une part, la diminution des chlorures, des carbonates et des phosphates ; d'autre part, l'augmentation de l'urée, de l'acide urique, des matières extractives, de l'urohématine et de l'indican ; enfin, la présence très fréquente de globules blancs et de globules rouges.

Sans forcer les conséquences de ses observations, qui n'ont porté malheureusement que sur un nombre restreint de malades, M. Robin a résumé dans les propositions suivantes, les inductions qu'on peut légitimement tirer de son travail :

« Cette urine est celle d'un animal qui vit aux dépens de sa propre substance ; on n'y retouve que des traces de sa condition d'existence habituelle ; les matériaux qui dérivent de l'alimentation y sont assez diminués.

« La présence du sang et des globules blancs dans l'urine, annonce une détermination assez énergique du côté des voies urinaires.

« La présence des produits dérivés de l'hémoglobine indique une destruction assez active des globules rouges, fait qui est bien en rapport avec la diminution de ces éléments constatée par l'analyse du sang.

« L'albumine dépend-elle de cette altération du sang ou bien d'une désintégration élémentaire plus considérable ? C'est ce que l'on ne peut affirmer : pourtant l'organisme paraît assez profondément touché dans toutes ses parties, comme l'indiquent les manifestations multiples de la maladie, et il est probable que, de ce côté-là du moins, la fièvre typhoïde de l'homme et celle du cheval possèdent quelques points de contact. »

L'albumine n'a par elle-même aucune signification précise. C'est d'après la durée de l'albuminurie et d'après la présence ou l'absence de certains éléments organiques figurés dans l'urine, qu'on peut en fixer la valeur pronostique et en saisir la cause : congestion rénale, néphrite catarrhale, néphrite parenchymateuse.

Cependant le professeur Bouchard a montré récemment le parti qu'on pouvait tirer, chez l'homme, des caractères physiques de l'albumine pour en dicerner l'origine et la valeur sémiologique.

Quand on chauffe jusqu'à l'ébullition une urine dans laquelle les réactifs ont décélé la présence de l'albumine, deux phénomènes peuvent se produire. Tantôt le précipité reste en suspension sans trace de granulations et rend simplement le liquide opalescent ; tantôt, au contraire, des flocons se forment, se rétractent et vont se collecter au fond de l'éprouvette. On dit alors que l'albumine est rétractile. Parfois les deux états coïncident ; une partie de l'albumine tombe en masse au fond du tube, tandis que l'autre reste flottante dans le liquide chauffé.

Pour M. Bouchard (1) la constatation de l'albumine non retractile indique que des matières albuminoïdes incomplètement comburées ont traversé le tissu rénal avant leur transformation en urée ou en acide urique. Quant à l'albumine rétractile, il la considère comme un indice de la présence d'un parasite spécial dans le sang et dans les urines.

Toutes les fois que le précipité en masse a été obtenu, même temporairement, M. Bouchard a

____

(1) Bouchard. Des néphrites infectieuses. *Revue de méd.*, 1881.

trouvé des bactéries, non seulement dans l'urine des malades, mais encore dans la plupart des humeurs organiques.

Certains auteurs affirment encore l'apparition du pigment biliaire dans les urines des chevaux typhiques quand elles sont traitées par l'acide nitrique légèrement nitreux ; mais la réaction de Gmelin, si probante quant à l'existence de l'ictère, n'est d'aucune valeur pour le diagnostic de la fièvre typhoïde. Dans ces cas ne s'agit-il pas simplement d'un état catarrhal lié ou non à la fièvre typhoïde et formant bouchon muqueux dans les canaux biliaires ainsi que l'a démontré Wirchow (1). La bile retenue dans les voies hépatiques est alors rapidement absorbée par les parois et passe dans le sang, puis dans les tissus, les humeurs organiques et particulièrement dans l'urine.

Vers la fin de la fièvre typhoïde on constate parfois que les urines sont devenues purulentes. Le pus qu'il est facile de reconnaître, soit au microscope, soit par addition d'ammoniaque à l'urine suspectée, se montre pendant quelques jours pour disparaître peu à peu. Cet état des urines peut être attribué à une pyélo-néphrite, complication plus fréquente qu'on pourrait le croire, puisque

---

(2) Wirchow's Arch, 1868.

nous l'avons observée dans presque toutes nos autopsies de chevaux typhiques.

On remarque quelquefois de la paresse vésicale.

Les battements de cœur sont forts dans les premiers jours ; mais ils ne tardent pas à s'affaiblir, et souvent même ils finissent par présenter des intermittences.

Le pouls, nous l'avons déjà dit, est rapide, souvent irrégulier ; il nous a été donné de constater très nettement le caractère connu sous le nom de dicrotisme. Mais ce qu'il importe surtout de faire ressortir, c'est sa faiblesse ; il est quelquefois presque imperceptible.

Nous avons souvent constaté le pouls veineux.

On a signalé des cas d'endocardite et de péricardite ; pour nous cette dernière localisation est beaucoup plus fréquente qu'on l'a dit jusqu'ici.

Il n'est pas rare d'observer, dans la dernière période surtout, un œdème de la face, du fourreau de la verge et des membres ; cette infiltration peut devenir considérable, au point que les membres ressemblent parfois à des poteaux. Ajoutons que la fréquence de ces œdèmes varie avec les épizooties.

Les organes des sens sont atteints à des degrés différents. Les paupières se ferment, les yeux sont chassieux, la vue est obtuse ; il y a quelquefois même de la photophobie. Les conjonctives, comme du reste les muqueuses en général, ont une couleur lie de vin et peuvent revêtir par places l'aspect pétéchial ; elles sont souvent infiltrées.

Lorsqu'il y a tendance à une localisation abdominale, la teinte ictérique des conjonctives est plus évidente que dans la forme thoracique, quoique la congestion pulmonaire se traduise aussi par une coloration très accusée de la muqueuse ; ici, la teinte sombre, due à l'asphyxie, s'ajoute au caractère propre de l'affection typhoïde.

L'ouïe paraît avoir perdu de sa finesse.

La température périphérique est éminemment instable ; les alternatives subites de chaleur et de froid doivent être considérées comme des signes défavorables, surtout quand elles sont accompagnées de frissons.

Des sueurs apparaissent à l'encolure, aux épaules, aux flancs, aux ars. Si la diaphorèse est contemporaine d'une rémission fébrile, elle est d'un pronostic favorable : elle annonce la crise.

Il existe quelques observations d'exanthèmes de la peau, symptomatiques de la fièvre typhoïde ; mais les faits de ce genre sont loin d'être communs, ou du moins ils ont rarement attiré l'attention des vétérinaires. On peut trouver à la face interne des cuisses

les vésicules miliaires connues sous le nom de sudamina. Ces éruptions sont inconstantes. Pour Dénoo,
elles sont généralement d'un bon augure quand elles
se montrent du 12ᵉ au 15ᵉ jour.

Les crins s'arrachent facilement.

Les fonctions de l'innervation sont profondément
troublées, et souvent dès le début. Les animaux sont
facilement surexcités et inquiets ; ils trépignent des
pieds, grattent le sol, surtout des pieds de derrière,
appuient tantôt sur un bipède et tantôt sur l'autre.
A ce semblant de surexcitation succède un instant
de torpeur ; leur tête s'abaisse vers le sol, comme
si le sommeil venait tout-à-coup les surprendre.

Cet état comateux est fréquemment interrompu
par des grincements de dents, des convulsions de la
face, de l'encolure, des grassets, des muscles abdominaux. D'autres fois la somnolence est profonde, la
tête est appuyée contre le mur, ou bien elle repose
sur la mangeoire, dans le fond de l'auge ou sur la
litière. Cette immobilité persiste même pendant
la distribution des aliments.

Variétés.

Comme la dothinentérie de l'homme, l'affection
typhoïde du cheval n'évolue pas toujours de la même
manière.

On a décrit depuis longtemps diverses formes caractérisées par l'intensité prédominante de certains groupes de symptômes et par les allures particulières de la maladie.

Les variétés, on le sait, ne sont pas des espèces nosologiques distinctes, mais des expressions symptomatiques diverses d'une seule et même entité morbide. Cette division, nécessaire ici, n'est pas artificielle ; elle est fondée sur la nature même des choses, puisque, tout en affirmant l'unité pathologique, elle permet de tenir compte des phénomènes prédominants dont l'importance est capitale tant au point de vue du pronostic qu'à celui du traitement.

Il est rarement possible de reconnaître, d'une façon précise, les circonstances qui donnent naissance à telle ou telle forme. On doit se borner à dire qu'elles sont influencées à la fois par le caractère et le génie de chaque épizootie ; par l'individualité, la constitution du malade ; par l'intensité variable de l'intoxication ; enfin par l'influence saisonnière, les soins hygiéniques, etc.

Nous étudierons une forme thoracique, une forme abdominale et une forme cérébrale ou cérébro-spinale.

I

La forme thoracique, telle que la décrivent les auteurs, s'annonce par l'écoulement d'un jetage citrin ou rouillé, quelquefois strié de sang et adhérent aux ailes du nez ; l'accélération, la précipitation des mouvements du flanc, l'expiration en deux temps, enfin la toux, les râles et le souffle tubaire complètent le tableau. Or, il n'est pas difficile de reconnaître là les signes d'une pneumonie. Pour nous, cet ensemble de symptômes est bien moins une forme qu'une complication, comme nous le verrons tout à l'heure.

Aussi proposons-nous d'appeler *forme thoracique* l'état typhoïde caractérisé par le nombre et l'intensité des râles, signes de la congestion, mais non de l'hépatisation pulmonaire. C'est cette forme surtout que nous avons observée dans l'armée ; elle est rarement accompagnée d'accidents cérébraux. Néanmoins elle est des plus graves, parce que, par la diminution progressive du champ de l'hématose, la vie se trouve bientôt compromise, tandis que la gravité de la forme abdominale, en l'absence de toute complication locale, dépend avant tout de l'état général du typhique.

II

La forme intestinale est indiquée par de légères coliques, la perte de l'appétit, une soif vive, la coloration lie de vin des muqueuses, particulièrement à la marge de l'anus, la raideur des reins, l'accélération de la respiration sans entrecoupement du flanc, et le décubitus assez tranquille.

L'entérite et la pneumonie peuvent se succéder ou même exister simultanément. Dans ces cas, on observe une double série de symptômes, total ou produit des deux lésions. Les malades sont d'une faiblesse extrême; ils présentent souvent des infiltrations sur différentes régions du corps, aux membres notamment. La diarrhée est alors généralement intense, les selles sont abondantes et nombreuses. Le météorisme est quelquefois tel qu'il entrave la respiration et cause de grandes souffrances au malade. Ajoutons que la distension des anses intestinales ne fait qu'augmenter les risques de perforation.

III

La forme cérébrale est fort intéressante; elle peut se montrer sous des modalités diverses. Le type désigné sous le nom de vertige typhoïde s'observe surtout à la campagne, principalement sur les chevaux mal nourris et surmenés ; on le voit rarement dans l'armée. Sanson et Renard n'admettent pas cette forme, ou plutôt ils déclarent qu'elle n'existe que du fait des saignées répétées ; mais la plupart des auteurs repoussent cette manière de voir.

Généralement les accès de délire se manifestent la nuit pour se continuer pendant le jour. Les malades poussent violemment au mur, mais il est rare de les voir monter sur la mangeoire, dans le râtelier, comme dans les cas de vertige essentiel. Pendant les accès, certains chevaux cherchent à mordre ; d'autres s'agenouillent et posent leur tête sur la litière ou sous la mangeoire. L'œil est en feu, la bouche écumante ; les grassets, l'encolure, le ventre sont le siège de violents soubresauts. La respiration est ronflante ; les battements du cœur deviennent tumultueux et désordonnés. Le corps se couvre d'une sueur abondante et visqueuse.

Après ces accès, dont la durée varie de quelques minutes à plusieurs heures, les animaux restent plongés dans un abattement profond. Parfois se montre une amélioration passagère, mais bientôt de nouveaux accès paraissent ; la surexcitation violente conduit à un collapsus dont la mort est le terme ordinaire.

La littérature vétérinaire est malheureusement très pauvre en ce qui concerne les courbes thermiques dans cette forme nerveuse. Signalons cependant Zangger qui a vu, lors des accès, la température du corps tomber à 37° et au-dessous, ce qui les différencie, d'après lui, des accès du vertige essentiel.

Il existe un trismus suivi de tétanos général et notamment de d'opisthotonos. (Liautard, Meyer.)

Au 32e d'artillerie, nous avons pu, nous-même, assister à des attaques de vertige, sur la jument Fronde, âgée de 6 ans, réellement atteinte de fièvre typhoïde. Le vertige s'est déclaré 8 jours après l'entrée à l'infirmerie et a déterminé la mort.

Auger a observé un cas de fièvre typhoïde à forme épileptique.

A ces variétés caractérisées par une excitation générale du système cérébro-spinal, nous devons opposer les cas où l'adynamie tient, dès le début, le premier rang, où la marche est dès le premier jour, titubante et incertaine.

La paraplégie signalée par quelques auteurs dans une forme rachidienne, appartient-elle véritablement à l'affection typhoïde ? Nous ne le croyons pas. Les épizooties dans lesquelles on a pu la constater, comme un des premiers symptômes, nous paraissent devoir prendre place à part dans le cadre nosologique.

Le vertige typhoïde peut se terminer par un état

pathologique, connu en vétérinaire sous le nom d'immobilité, et fort analogue à la catalepsie. Il nous a été donné de remarquer, chez un cheval atteint de fièvre typhoïde non douteuse, un cas d'immobilité qui survint, non à la suite du vertige, mais en même temps qu'une broncho-pneumonie.

La forme néphrétique ou typus ordinaire, néphrite typhoïde, a été signalée par Zundel ; elle constitue la fourbure urinaire de quelques auteurs allemands.

Rappelons enfin les formes mixtes, relativement fréquentes ; elles sont caractérisées par la coïncidence ou la succession rapide des formes thoracique et abdominale.

La forme incomplète paraît correspondre au typhus abortif de l'homme. La maladie, bénigne et de courte durée, ne se trahit alors que par un léger malaise.

Accidents et complications.

Un certain nombre d'accidents et de complications peuvent survenir dans le cours de la fièvre typhoïde du cheval.

Du côté de l'appareil respiratoire, signalons

d'abord des laryngites graves pendant lesquelles la déglutition des solides et des liquides occasionne de douloureuses quintes de toux. Il peut y avoir œdème de la glotte, et cette complication entraîne souvent la mort du cheval par asphyxie.

Plus souvent les poumons sont atteints ; mais il y a plutôt congestion qu'inflammation franche : le parenchyme pulmonaire est moins hépatisé que splénisé.

Une obscurité du son dans une étendue plus ou moins considérable, un mélange de râles sonores et sous-crépitants, un jetage muqueux, une oppression croissante, tels sont les symptômes par lesquels se signale un des accidents les plus communs de l'affection qui nous occupe, la broncho-pneumonie.

Quoique rare, la pneumonie fibrineuse peut, elle aussi, apparaître dans le cours de l'affection ty-phoïde : le flanc accéléré, l'expiration en deux temps, la toux, le jetage rouillé, la matité plus ou moins étendue, le râle crépitant, le souffle tubaire, en sont les signes principaux. Mais il faut se garder de prendre pour tels les cas de pneumonie typhoïde cités si souvent par des vétérinaires ; car, d'une part, ils rangent sous le nom de pneumonies toutes les complications thoraciques survenant au cours de la maladie typhoïde, et, d'autre part, il leur arrive de prendre pour des accidents de nature typhoïde de simples pneumonies fibrineuses accompagnées de stupeur et de délire.

Indépendamment de la pneumonie, il est possible de constater, de temps à autre, des points pleurétiques ou même une pleurésie générale avec épanchement, bien que la pleurésie typhoïde soit des moins communes.

Trop souvent ces complications thoraciques se terminent par gangrène. Un jetage roussâtre, boueux, avec odeur infecte de l'air expiré sont les signes de cette complication presque fatalement mortelle.

Souvent la gorge est tuméfiée; il existe alors un engorgement plus ou moins considérable des ganglions intermaxilliaires. Quelquefois les poches gutturales s'abcèdent.

Les lésions des parotides sont bien connues. Il n'est pas rare de voir ces glandes se tuméfier, s'ulcérer et donner issue à un écoulement sanieux et fétide.

Pour en finir avec les accidents du tube digestif, notons la péritonite, complication exceptionnelle, et les hémorragies de la muqueuse intestinale. Parfois, en effet, les crottins sont rougeâtres et l'on trouve du sang mêlé aux excréments. Ces hémorragies, qui d'ailleurs sont loin d'être fréquentes, s'annoncent avant tout par une chute brusque de la température. Le pronostic est alors singulièrement aggravé.

Mais ce n'est pas seulement du côté de l'intestin qu'on a pu observer les hémorragies. Les urines sont souvent rougeâtres, parfois sanguinolentes avec traces évidentes de caillots sanguins. Nous avons vu qu'elles renfermaient toujours plus ou moins d'albumine. Cette albumine, comme dans les autres maladies aiguës, peut être due à une congestion de reins, à une néphrite catarrhale, à un catarrhe du bassinet, etc.

On remarque, dès le début, des phénomènes de putridité; les plaies deviennent rapidement gangréneuses. M. Mitaut cite des cas où des sétons placés sur les côtes et au poitrail, ont été le point de départ de gangrène généralisée.

Le sphacèle des téguments aux points d'application de révulsifs externes est aussi un accident bien connu des praticiens.

On relate différentes complications cutanées; Mégnin a observé une exsudation grasse, poisseuse de la peau, accompagnée parfois d'une véritable éruption miliaire, qui rendait la crasse glutineuse et fortement adhérente à l'étrille. Lafosse parle d'éruptions pustuleuses; Einike et Hering, de pomphus analogues à des piqûres d'insectes; Falke, de tumeurs érésipélateuses; Hurtrel d'Arboval, d'ec-

thyma analogue au farcin, et de tumeurs phlegmo-
neuses sur différentes parties du corps.

Les œdèmes que nous avons signalés en décri-
vant les symptômes, n'ont dans la plupart des cas
qu'une importance légère; mais ils peuvent se
montrer assez considérables pour acquérir l'importance d'une complication.

On peut leur attribuer plusieurs causes. Par suite
de la station debout et en raison de l'atonie vascu-
laire, le sang stagne dans les parties déclives ;
cette stase favorisée par l'état adynamique est
capable de produire à elle seule une infiltration
œdémateuse plus ou moins considérable.

D'autre part, des thromboses, en oblitérant les
veines, peuvent entraver la circulation en retour,
au point de produire aussi l'infiltration des membres.

Quelle que soit son origine, l'œdème peut per-
sister assez longtemps pour que les modifications
des tissus donnent à la région l'aspect éléphantia-
sique.

Les saignées pratiquées au cours de la maladie
sont assez souvent suivies de thrombus, qui consiste en une petite tumeur s'abcédant sans autre
suite fâcheuse; rarement il y a phlébite avec hémorragie secondaire.

De même que dans la pneumonie et la pleurésie
franches, on observe dans la fièvre typhoïde du

cheval des synovites d'ailleurs absolument indépendantes de la forme et de la gravité du mal. Cette complication fréquente se montre au bout d'une vingtaine de jours ou seulement à la fin de la convalescence. J'ai enregistré des synovites apparues cinq mois après la guérison de la maladie.

C'est particulièrement sur les membres antérieurs, aux boulets, à la gaîne carpienne, quelquefois aux jarrets que la phlegmasie se localise. Les chevaux boitent plus ou moins, sans qu'il soit possible de constater à la vue le moindre engorgement ; mais la plus légère pression de la main provoque toujours une douleur aiguë à l'endroit malade. Une exploration attentive des membres évitera de la confondre avec la fourbure. Cette dernière maladie peut elle-même exister et entraîner des déformations et des décollements du sabot. On la nomme fourbure *asthénique* pour la différencier de celle qui accompagne la pneumonie fibrineuse. Dans un certain nombre de cas, la fourbure s'est accompagnée de troubles cérébro-spinaux tels que vertige, paralysie des lèvres, de l'arrière-main, etc.

Denoc a publié un cas de nécrose coxo-fémorale consécutive à la fièvre typhoïde (1).

---

(1) Denoc, *Recueil de médecine vétérinaire pratique*, 1813, t. XX, p. 332.

L'amaurose s'observe aussi, mais il est beaucoup plus commun de voir en même temps que les symptômes abdominaux, une forte tuméfaction des paupières avec larmoiement mucoso-purulent ; la conjonctive est rouge, tout en conservant une teinte jaunâtre ; la cornée se trouble peu. Certains auteurs ont voulu faire de cette complication une forme spéciale de la fièvre typhoïde : la *gastro-conjonctivite*.

Outre ces accidents oculaires, on a encore signalé une variété d'ophthalmie présentant de très grandes analogies avec la fluxion périodique et caractarisée par un trouble de l'humeur aqueuse avec dépôt pseudo-purulent dans la chambre antérieure, qui peut avoir pour conséquence la perte d'un œil et même la cécité complète.

Quand la fièvre typhoïde s'attaque à des juments pleines, l'avortement en est la conséquence ordinaire. Cet accident, qui s'accompagne d'une aggravation de l'état général, arrive vers le dixième jour et ne tarde pas à déterminer la mort.

Les rapports de la fièvre typhoïde avec l'état de gestation n'ont pas encore été particulièrement étudiés ; mais d'après les faits connus, nous pensons que l'accident en question est capable de survenir aussi bien dans les formes ordinaires que dans les cas les plus graves.

Il n'est pas impossible que la congestion active des organes génitaux, au début de l'affection, et la stase sanguine consécutive soient des conditions pathogéniques suffisantes. Peut-être aussi pourrait-on se demander si du fait de la maladie, les membranes de l'œuf n'ont pas subi d'altérations profondes. Enfin, si l'on s'en rapporte à l'expérimentation, l'hyperthermie pourrait aussi être incriminée à juste titre. Runge a montré sur des chiennes que les températures élevées avaient une action nocive sur l'embryon. Voici le résultat de ses recherches : l'hyperthermie prolongée détermine des contractions utérines et l'expulsion d'un fœtus ordinairement vivant. Les températures de 39° et 40° ne peuvent être supportées qu'à la condition d'être de courte durée. A 41° l'avortement est constant et l'on a toujours un fœtus mort, même si la mère est sacrifiée avant l'accident.

Ainsi, d'après Runge, quand une fièvre intense se prolonge, l'avortement peut survenir, soit par la mort du produit, soit simplement par les contractions des fibres musculaires de la matrice.

Quoiqu'il en soit, la pathogénie de l'avortement, non seulement dans la fièvre typhoïde, mais encore dans la plupart des maladies aiguës, est loin d'être connue. C'est là un point intéressant digne d'attirer l'attention et d'être élucidé.

Marche, durée, terminaisons.

Dans une description générale, nous avons successivement passé en revue les signes principaux de l'affection typhoïde du cheval. Il nous reste maintenant à étudier l'évolution de la maladie, c'est-à-dire ses différents modes de début, la durée relative et la succession de ses phases, la coordination de ses symptômes et ses terminaisons.

La maladie, dans sa marche régulière et classique, offre assez nettement trois périodes : la période de début, la période d'état et la période de déclin, qui correspondent aux principales phases du cycle fébrile. La première répond au stade des oscillations ascendantes; la deuxième à celui des oscillations stationnaires; la troisième à celui des oscillations descendantes.

Le début varie à ce point qu'une description didactique ne peut prétendre en indiquer tous les modes. Le plus souvent, il est lent, progressif, d'allure insidieuse; d'autres fois, au contraire, il est brusque et pour ainsi dire foudroyant. Certains auteurs ont même décrit le début brusque comme une forme spéciale de l'affection typhoïde, et lui ont donné le nom de forme apoplectique.

La durée de l'affection dépend ordinairement de l'intensité de l'épizootie; quand celle-ci est à son déclin, la durée de la maladie devient notablement moins longue. Dans la forme nerveuse, elle est généralement de courte durée.

La forme thoracique évolue en deux septénaires au plus.

La forme abdominale, qui met une certaine lenteur à se localiser, prend une allure plus rapide au moment de la période d'état, qui ne dure que quatre à cinq jours. En somme, la durée peut être fixée au chiffre moyen de quinze à vingt-cinq jours. Ajoutons qu'il est des cas dans lesquels la maladie, d'ailleurs fort légère, traîne indéfiniment en longueur.

La guérison s'annonce par une rémission générale de tous les symptômes. La courbe thermique, après ses oscillations stationnaires, tend à revenir progressivement à la ligne normale, suivant le type connu sous le nom de *lysis*; le pouls se relève en diminuant de fréquence; l'appétit, la gaieté, les forces renaissent peu à peu. Souvent l'on constate, à cette époque, un de ces grands phénomènes pathologiques connus sous le nom de *crises*. Ce signe, toujours favorable, est caractérisé par un flux abondant des glandes intestinales, des glandes sudoripares ou du filtre rénal.

Tantôt donc survient brusquement une diarrhée considérable ; tantôt la peau se couvre de sueurs abondantes et de sudamina ; quelquefois enfin s'établit une diurèse profuse.

La convalescence, dont le début coïncide avec la disparition de la fièvre, est plus ou moins longue, suivant que la maladie a été plus ou moins intense. Dans tous les cas, elle demande une grande surveillance, car l'affection typhoïde est sujette à des rechutes généralement graves et souvent mortelles. Ces accidents redoutables se montrent principalement dans la forme abdominale.

En dehors de ces rechutes, il n'est pas rare que l'état maladif se prolonge ; il en résulte une sorte de chronicité du mal qui amène, chez certains chevaux, des engorgements des membres, chez d'autres, des boiteries persistantes ; d'autres enfin restent très faibles, amaigris, dans la misère physiologique, et finissent souvent par périr de la morve, ou succombent à l'infection purulente.

La mortalité diffère sensiblement suivant les épizooties.

Spinola trouve 24 décès sur 370 malades ; Stratthaus, 3 sur 40 ; Hering parle de 22 morts sur 33 malades ; Liautard, de 33 sur 300 ; Knoll, de 17 sur 114 ; Zundel donne une moyenne de 12 pour 100. D'après nos propres observations, la mortalité serait dans la proportion de 8 à 10 pour 100.

L'époque de la mort est assez variable; elle est subite dans la forme dite apoplectique, assez rapide dans la forme pneumonique, plus lente dans la forme abdominale. L'agonie est d'autant plus douloureuse que le sujet est plus jeune et plus vigoureux.

Certains chevaux meurent en 24 ou 48 heures, d'autres en 4 ou 5 jours; mais le plus souvent, à beaucoup près, la terminaison fatale a lieu entre le dixième et le vingtième jour.

Chez un assez grand nombre d'animaux, la mort paraît être simplement le résultat de la cachexie. Dans le cas où l'adynamie est portée à son comble, l'émaciation est considérable; les pointes des hanches et des ischiums, les crêtes des acromions sont saillantes; il existe une diarrhée abondante, des plus fétides, et l'animal meurt dans une prostration complète.

Dans certains cas la mort paraît être causée par la violence même des douleurs abdominales.

Les chevaux atteints d'anciennes lésions thoraciques succombent presque infailliblement.

Nombre des chevaux meurent asphyxiés à la suite d'une pneumonie, d'une pleurésie ou même de l'œdème de la glotte.

La terminaison par gangrène est inévitablement

funeste. Cette complication se reconnait à un jetage couleur lie de vin, aux râles caverneux, à la faiblesse extrême, mais, par-dessus tout, à l'odeur fétide et pénétrante de l'air expiré.

CHAPITRE IV.

ANATOMIE PATHOLOGIQUE.

La fièvre typhoïde est une maladie générale, *totius substantiæ*. Tout souffre chez l'animal typhique ; mais la lésion primordiale porte à n'en point douter sur le sang ; les autres altérations, secondaires et contingentes, atteignent, non pas un système, un appareil, mais presque la totalité des organes et des tissus.

Appareil digestif. — Rappelons les petites ulcérations de l'arrière-bouche et de la base de la langue dont nous avons parlé à la symptomatologie.

La muqueuse du pharynx est épaissie, ramollie, tantôt uniformément colorée d'un rouge sombre, tantôt couverte d'arborisations violacées.

Les parotides peuvent être le siège d'une phlegmasie capable d'aller jusqu'à la suppuration.

6

La tunique interne de l'œsophage est rouge, épaissie, ramollie, surtout dans sa portion supérieure.

L'estomac, parfois distendu par des gaz, est le plus souvent vide et revenu sur lui-même. Le sac gauche conserve ordinairement son état physiologique ; au contraire, la muqueuse du sac droit est toujours épaissie et congestionnée ; nous l'avons vue parfois couverte de pétéchies.

Les lésions présentent leur maximum au niveau du pylore, où néanmoins il est très rare d'observer de véritables ulcérations. M. Salle en a cependant signalé quelques cas.

L'intestin grêle, souvent rétréci dans toute son étendue, ne l'est communément que de distance en distance, ce qui lui donne l'aspect moniliforme. Sa surface extérieure est, dans son ensemble, ordinairement pâle ou vert plombé ; sur ce fond s'estompent des taches grisâtres, et se dessinent des plaques de grandeurs différentes, variant du rouge cramoisi au noir foncé.

La muqueuse est recouverte d'une couche épaisse de mucus jaunâtre, glaireux, quelquefois puriforme et souvent noirâtre, ressemblant à du méconium. Ce mucus est, dans certains cas, très abondant ; il adhère parfois très fortement à la muqueuse, et a l'aspect de fausses membranes.

C'est seulement après un lavage à grande eau, qu'on peut se rendre compte de l'état de la muqueuse.

Étudions les lésions suivant l'ordre anatomique :

1° *Duodenum*. — La surface interne est rouge sombre, mais, sa coloration, comme celle de la surface externe, est loin d'être uniforme ; çà et là sont des plaques de dimensions variables, d'un rouge ardoisé ou d'un noir plombé.

Nombre d'auteurs, et particulièrement Delafond, Vallon, ont signalé sous le nom d'hypertrophie des glandes de Brunner, une multitude de petits points miliaires.

2° *Jejunum* et *Iléon*. — L'identité des lésions sur ces deux portions du tube digestif, ne permet pas d'en scinder l'étude.

Il n'est pas d'autopsie dans laquelle cette partie de l'intestin grêle ait été vue sans altération. Toujours la muqueuse présente cette variété de teinte que nous avons signalée ; toujours l'appareil glandulaire est altéré, et cette altération varie de la simple hypérémie à l'ulcération.

Pour quelques vétérinaires, l'ulcération est une lésion fréquente de l'affection typhoïde ; mais, pour la plupart, l'ulcération constitue l'exception.

Clichy, en 1838, dans un mémoire sur la gastro-entérite des animaux domestiques, déclare avoir

— 84 —

trouvé, plus d'une fois, de nombreuses ulcérations sur le jejunum ; il dit même que quelques-unes ayant détruit la tunique muqueuse, allaient jusqu'à la musculeuse (1).

Dénoc en 1845 (2), Denis Lambert en 1848 (3), ont constaté aussi des ulcérations de l'intestin grêle.

M. Vallon, dans son mémoire qui remonte à 1857, distingue trois degrés dans l'ulcération des plaques de Peyer : 1° l'hypertrophie ; 2° le ramollissement ; 3° l'ulcération (4).

Pour lui, l'ulcération se fait des follicules à la muqueuse ; il l'a rencontrée sur un quart des chevaux morts, et seulement à partir du septième jour.

Les plaques de Peyer sont, dans la majorité des cas, hypertrophiées et cerclées d'une auréole rouge noirâte.

Nous ne pouvons résister au désir de reproduire ici ce passage si remarquable du mémoire de M. Vallon :

« Dans l'intestin grêle, on voyait de gros boutons, « véritables furoncles, arrondis ou ovalaires, rou-

---

(1) Clichy, *Mémoire sur la gastro-entérite des animaux domestiques*, 1838.
(2) Denoc, *loco citato*, p. 333.
(3) Denis Lambert, *De la fièvre typhoïde du cheval*, 1848.
(4) Vallon, *Affection typhoïde du cheval observée en Afrique, de 1845 à 1852.*

« geàtres, biconvexes, entourés d'une auréole in-
« flammatoire, disséminés dans toute l'étendue du
« jejunum et de l'iléon; mais dans des proportions
« différentes et occupant toute la circonférence de
« l'intestin. Ces furoncles étaient d'autant plus nom-
« breux qu'on se rapprochait du gros intestin; aussi,
« sur une étendue d'un mètre, dans le dernier tiers
« de l'iléon, nous en avons compté jusqu'à 30, tandis
« que dans les premières portions du jejunum il n'en
« existait que 5 ou 6. En somme, le chiffre en a tou-
« jours été très considérable; il s'est élevé à 230 dans
« un cas, à 300 sur un deuxième et à 280 sur un
« troisième.

« Ces furoncles étaient étalés, tantôt isolés, tantôt
« réunis au nombre de 2, 3, 4, et quelquefois même
« 5. Isolés, ils étaient régulièrement arrondis et
« leurs contours étaient parfaitement dessinés; réu-
« nis, ils formaient des plaques plus ou moins lar-
« ges, à formes irrégulières, à contours inégaux,
« ayant quelquefois jusqu'à 10 centimètres de lon-
« gueur sur 7 à 8 de largeur. »

Nous tenons de M. Capon, vétérinaire principal,
une observation des plus intéressantes.

En 1853, pendant qu'une épidémie de dothinentérie sévissait sur les hommes du 4e chasseurs d'A-
frique, à Mostaganem, les chevaux du régiment furent également atteints par l'affection typhoïde.

En pratiquant l'autopsie d'un cheval de quatre ans, arrivé depuis deux mois au corps, et mort de la maladie régnante, M. Capon trouva des ulcérations siégeant dans l'intestin grêle et dispersées sur une étendue de 40 centimètres environ. Deux médecins militaires, présents à l'autopsie, reconnurent dans ces lésions tous les caractères des ulcérations typhiques de l'homme.

Cette observation, bel exemple de coïncidence entre l'épidémie dothinentérique de l'homme et l'épizootie typhique du cheval, nous montre en même temps l'identité des lésions dans l'un et l'autre cas. MM. Bouley, Duplessis, Budelot, Salle, etc., etc., ont aussi vu des ulcérations.

Parfois, les ulcérations laissent voir dans leurs excavations des fibres de la couche musculaire. On trouve alors au pourtour la muqueuse saine, comme taillée à pic ; c'est dans ces cas surtout qu'on observe des hémorragies intestinales.

Sur trois des chevaux morts au dépôt de remonte de Montrouge, dans le cours de l'épidémie qui sévissait au mois de juin 1883, nous avons vu, avec MM. Capon et Barthelet, des ulcérations de l'intestin grêle siégeant pour la plupart près de la valvule iléocæcale.

Les caractères macroscopiques des lésions que nous avons montrées à MM. Bouley, Laboulbène,

Thuillier, Rémy, et à MM. les vétérinaires principaux de la commission d'hygiène hippique, ne diffèrent en rien de celles qu'on observe chez l'homme.

Grâce au professeur Laboulbène et au docteur Rémy, nous avons pu voir au laboratoire de l'hôpital de la Charité les caractères microscopiques de ces altérations intestinales, et ici encore nous nous sommes rendu compte de l'identité du processus morbide chez l'homme et chez le cheval. Du reste, nous ne saurions mieux faire que de reproduire intégralement la note qu'a bien voulu rédiger, à notre demande, M. le docteur Rémy.

Examen microscopique des ulcérations intestinales chez un cheval mort de fièvre typhoïde.

Par M. le docteur RÉMY, professeur agrégé à la faculté de médecine de Paris, chef de laboratoire d'histologie à l'hôpital de la Charité.

Parmi les ulcérations, les unes rapprochées de la valvule iléo-cœcale semblent en voie de guérison ; leurs bords se confondent avec le fond comme dans la cicatrisation ; les autres plus éloignées sont encore en activité. Elles ont pour caractères communs un bord irrégulier, serpigineux, découpé par beaucoup de petites pertes de substance circulaires. Des îlots de muqueuse se trouvent saillants au milieu de l'ulcère.

La muqueuse des bords est boursouflée. Elle est excavée et comme minée par dessous. C'est qu'en effet, le siège de la maladie est sous la muqueuse, comme nous allons le voir.

Étude microscopique. — Le fond de l'ulcération est constitué par la couche celluleuse très modifiée par l'inflammation.

On retrouve quelques fibres conjonctives intactes, mais les cellules rondes et fusiformes du tissu cellulaire sont très multipliées. Il y a des traînées de cellules rondes, probablement autour des vaisseaux.

Les artères sont intactes, les veines gorgées de caillots de sang, les capillaires distendus. Il y a des hémorragies interstitielles. Les lymphatiques sont très gros et bourrés de globules blancs volumineux tenus en suspension dans un réseau de fibrilles constituées par de la fibrine coagulée.

En certains points, on trouve également au milieu de la couche celluleuse des amas de fibrine également coagulée.

Dans le centre de l'ulcère, la couche muqueuse et la couche de follicules clos sous-jacents ont disparu.

Il ne reste qu'une partie de la couche celluleuse très épaissie.

La couche de muscles lisses circulaires et longitudinaux présente son état normal. La séreuse péritonéale est intacte.

Sur le bord de l'ulcère, on trouve l'évolution complète de la lésion. Les diverses couches de l'intestin, le péritoine, la couche de muscles, la couche celluleuse, et enfin la muqueuse sont visibles. Comme dans l'espèce humaine, la tunique muqueuse peu épaisse se présente formée de très nombreuses glandes en tube, séparées par des cloisons minces de chorion. Elle est séparée de la celluleuse par une mince couche de fibres lisses, la *musculosa mucosæ*, qui forme un point de repère important dans cette étude. En effet, les follicules clos lui sont immédiatement sous-jacents et appartiennent à la couche celluleuse.

En un point, on voit un follicule clos sous-jacent à cette musculeuse de la muqueuse. Il est enflammé; le tissu adénoïde est rempli de grosses cellules à plusieurs noyaux, comme les globules de pus ou les leucocytes. Au-dessous de lui est un gros lymphatique plein de fibrine et de globules purulents; puis, c'est le tissu cellulaire enflammé. Au-dessus, la couche musculeuse de la muqueuse est rompue, les glandes de la muqueuse se trouvent écartées par l'épanouissement des cloisons conjonctives du chorion : le chemin par lequel le follicule doit faire issue au-dehors se prépare.

A coté est un autre stade de la lésion. La muqueuse présente une étroite perte de substance, comme un conduit qui communique au-dessous d'elle avec une petite cavité arrondie, bordée par le tissu cellulaire enflammé présentant les caractères plus hauts décrits. C'est de cette cavité que s'est échappé le follicule clos altéré.

La destruction des follicules clos confluents et celle de la muqueuse sous-jacente ont formé l'ulcération telle qu'elle est constituée dans sa partie centrale.

Il s'agit donc ici d'une lésion débutant comme dans la fièvre typhoïde de l'homme, par une altération spéciale des follicules clos sous-jacents à la muqueuse.

———

3° *Gros intestin.* — Généralement le gros intestin est moins altéré que l'intestin grêle. La valvule iléo-cæcale est épaissie, d'une couleur lie de vin, et porte quelquefois des pertes de substance. Mais nous ne reviendrons pas sur la description des lésions que peut présenter celle de ses faces qui regarde l'intestin grêle.

La muqueuse du cæcum est d'un rouge sombre, notablement ramollie, et s'arrache assez facilement.

Très exceptionnellement on a pu voir, vers sa pointe, quelques ulcérations. Rarement le gros colon reste à l'état normal. Sa muqueuse épaissie, injectée, présente de distance en distance des plaques d'un rouge violacé, tranchant nettement avec le fond de la membrane. Sur la surface péritonéale on constate souvent des plaques ecchymotiques.

Tandis que les matières renfermées dans le cœcum sortent à l'état liquide, le contenu du colon se montre desséché, dur, compacte.

La muqueuse du rectum, comme celle des portions précédentes du tube digestif, est épaissie, ramollie, d'un rouge sombre. Quelques auteurs y ont trouvé de nombreuses ulcérations.

Nous avons vu que la tunique séreuse des intestins est toujours altérée ; il en est de même de l'épiploon et du mésentère ; leurs vaisseaux sont généralement gorgés de sang noir, les membranes sont épaissies ; on trouve à leur surface de larges taches jaunes ou des macules rougeâtres. Les épiploons sont parfois déchirés. Les lésions s'étendent toujours plus ou moins aux ganglions lymphatiques du mesentère.

Dans la dernière épizootie de Montrouge, M. Barthelet les a trouvés parfois remplis de pus.

L'ulcération des plaques de Peyer peut amener

une perforation de l'intestin et conséquemment, une péritonite. Loisel, Falke, Palat, etc., ont observé et rapporté des cas de ce genre.

Le foie est toujours plus ou moins atteint ; son altération consiste surtout en une modification de couleur et de consistance. L'organe est tantôt d'un jaune paille, tantôt d'un brun rougeâtre, ou de teinte feuille-morte. La moindre traction parvient à le déchirer, tant il est ramolli. Souvent la glande hépatique est plus volumineuse qu'à l'état normal ; cependant quelques autopsies nous l'ont montrée plus petite et pour ainsi dire atrophiée.

La rate est molle et présente souvent des bosselures plus ou moins accentuées. Sa forme est rarement modifiée. La boue splénique est foncée, noirâtre.

Nous n'avons rien à dire sur l'état du pancréas dans la fièvre typhoïde ; il est ordinairement sain ; on l'a quelquefois trouvé congestionné et notablement ramolli.

4° *Appareil génito-urinaire.* — Les reins, comme la rate et le foie, sont toujours plus ou moins ramollis.

Dans certains cas, on constate une hypérémie intense, se traduisant par une teinte rouge noirâtre à reflets plombés, mais il est plus fréquent de trouver les reins aussi pâles que flasques.

Une coupe horizontale permet généralement de voir un certain nombre de taches hémorragiques sur toute l'étendue de la partie corticale. Quelquefois, entre le parenchyme rénal et la capsule fibreuse qui l'enveloppe, est un épanchement de liquide jaunâtre tremblotant comme de la gelée.

La surface interne du bassinet est rouge, épaissie et ramollie. Très souvent on trouve dans cette cavité un liquide épais mucoso-purulent; d'autres fois elle contient du sang coagulé.

La muqueuse des uretères participe à l'hypérémie générale. Les deux canaux sont ordinairement remplis de cette urine puriforme dont nous venons d'indiquer la présence dans les bassinets rénaux.

Le réservoir urinaire est souvent vide et contracté; quelquefois il contient un liquide jaune, filant, odorant. La muqueuse est injectée, ramollie et parfois recouverte de taches pétéchiales, surtout vers le bas-fond.

Les organes génitaux internes sont fréquemment le siège d'une congestion intense.

Appareil respiratoire. — Les organes qui constituent l'appareil respiratoire sont, à un degré variable, constamment altérés.

Nombreuses sont les lésions qui peuvent atteindre le larynx au cours de l'affection typhoïde.

Dans les cas simples, il présente seulement les traces de la congestion généralisée du système des muqueuses, mais il peut y avoir, à proprement parler, complication de laryngite. On constate alors à l'autopsie le ramollissement et l'épaississement de la muqueuse de l'organe ; les lésions peuvent aller jusqu'à la gangrène. Les auteurs ont signalé, depuis longtemps déjà, des ulcérations du larynx liées à l'affection typhoïde.

L'épiglotte, les ventricules peuvent aussi présenter de petites ulcérations grisâtres, taillées à pic, plus ou moins profondes, intéressant même parfois les cartilages.

Les voies aériennes sont toujours le siège d'un catarrhe qui peut s'étendre jusqu'aux plus petites ramifications bronchiques. Leur muqueuse est injectée d'un rouge sombre, tapissée d'une sécrétion visqueuse. Par suite, sur plusieurs points, elles deviennent imperméables à l'air, et les portions correspondantes des poumons sont en collapsus avec atelectasie.

Dans l'affection typhoïde les poumons sont toujours touchés. A leurs régions déclives, on trouve de la congestion passive, de l'hypostase, avec ou sans œdème. Ces lésions presque constantes dans les appendices antérieurs, diffèrent considérablement de l'hépatisation pneumonique.

La congestion passive est la règle. Les deux poumons sont, dans leurs parties déclives, d'un rouge plus ou moins foncé, quelquefois violacé. Leur coupe, plane, lisse, laisse écouler de l'écume sanguinolente. Cette hypostase pulmonaire, bien connue sous le nom de *splénisation*, parce que les tissus ressemblent alors à la pulpe de la rate, diffère, sous bien des rapports, de *l'hépatisation* pneumonique. Ainsi, les granulations caractéristiques de la pneumonie franche, au deuxième degré, n'existent jamais dans la congestion passive. De plus, dans la fièvre typhoïde, le parenchyme pulmonaire, moins souple qu'à l'ordinaire, reste cependant flasque, comparativement à ce qu'il devient dans la pneumonie lobaire. Enfin, tandis que les tissus hépatisés tombent immédiatement quand on les jette dans l'eau, les morceaux de poumon splénisé sont perméables et surnagent encore assez bien ; on peut même, quand la lésion n'est pas très accentuée, rendre aux tissus, par l'insufflation, leur souplesse première.

Quelquefois l'observation nécroscopique révèle dans le parenchyme pulmonaire, des altérations très graves et nettement définies. Nous voulons parler de pneumonies lobulaires et lobaires.

Ces lésions, d'ailleurs exceptionnelles, sont en rapport avec les râles crépitants, le souffle tubaire, les mucosités rougeâtres que nous avons mentionnés dans l'étude des syptômes et des complications.

Dans la majorité des cas, la séreuse pulmonaire est injectée et plus ou moins épaissie, surtout dans le médiastin antérieur.

L'épanchement de liquide est fréquent, mais il est rarement abondant. On peut trouver des points d'adhérence ainsi que des fausses membranes entre les plèvres pulmonaire et costale.

Organes de la circulation. — Sang. — Girard, en 1825, avait déjà reconnu que le cœur est souvent et fortement atteint dans l'affection typoïde. L'autopsie le montre augmenté de volume, exsangue et ramolli. A sa surface externe sont disséminées des taches plus ou moins foncées, même noires. Salle dit avec raison que la pointe est parfois tellement noire qu'elle semble avoir été baignée dans l'encre. Le tissu musculaire du cœur est ordinairement mou, d'un jaune grisâtre ; les fibres sont pâles, flasques ; elles se laissent facilement déchirer. Les place-t-on sous le microscope, on les trouve comme infiltrées par places de granulations très fines ; elles peuvent même présenter, quand le malade a succombé dans la dernière période, les lésions classiques de la dégénérescence graisseuse.

Dans le ventricule droit on ne trouve que du sang noir et fluide; quelquefois le ventricule gauche renferme un caillot sanguin de dimensions variables et pouvant remonter assez haut dans l'aorte. Ce caillot blanc, formé de fibrine, s'est-il constitué *ante* ou *post mortem ?* Cette question a été l'objet de nombreuses controverses. D'après Zundel, il serait prouvé que sur les chevaux qui souffrent considérablement et sur les sujets qui sont condamnés par quelque paraplégie à un décubitus prolongé, un pareil caillot peut se produire avant la mort ; pareille lésion peut donc s'observer dans l'affection typhoïde sans qu'elle soit propre à cette maladie. Du reste, le simple examen des pièces peut montrer qu'il s'agit ou non de caillots agoniques. D'après la description classique de Legroux, la condensation, la coloration gris-cendré, la structure en lamelles concentriques et stratifiées, l'adhérence aux valvules et aux parois du cœur indiquent que le coagulum s'est formé durant la vie.

Le péricarde parfois intact est néanmoins souvent congestionné. La péricardite secondaire n'est pas rare. Dans certains cas, la cavité de la séreuse renferme une plus ou moins grande quantité de

7

liquide. Nous avons trouvé, avec M. Barthelet, un litre de sérosité citrine chez un cheval; dans une autre autopsie, l'épanchement tout au moins aussi considérable, présentait les caractères d'un pus grumeleux, grisâtre et mal lié; des fausses membranes nombreuses recouvraient les deux feuillets du péricarde.

L'endocarde est épaissi, opaque et présente des taches foncées, noirâtres, des pétéchies, surtout dans l'oreillette et le ventricule droits.

Les valvules mitrale, tricuspide et sigmoïdes ont une teinte sombre et sont le siège d'une infiltration plus ou moins considérable.

Souvent il existe des pétéchies à la surface extérieure des vaisseaux, notamment à l'extrémité antérieure de l'aorte. La membrane interne de ce vaisseau et des gros troncs artériels est épaissie et s'enlève avec la plus grande facilité.

Si l'on consulte les auteurs sur les modifications subies par le sang dans le cours de l'affection typhoïde, on se trouve tout d'abord en face d'une divergence d'opinions qui ne laisse pas d'être embarrassante. Mais ces contradictions si complètes en apparence, disparaissent peu à peu devant un examen réfléchi. La différence des résultats provient manifestement de ce que le sang a été analysé dans des périodes différentes de la maladie, tantôt au début, tantôt à la période d'état, tantôt au déclin, voire même après la mort.

C'est qu'en effet l'état du sang n'est pas le même dans tout le cours du processus morbide : d'abord légère, à peine appréciable, l'altération devient de plus en plus profonde, et, chaque jour, le liquide sanguin perd de ses propriétés essentielles.

Le sérum, de quantité variable, tient en solution les éléments colorants de la bile. En versant sur le sérum un acide, on voit deux phénomènes se produire : d'abord formation d'un précipité dû à la coagulation de l'albumine, et, en second lieu, par la présence fréquente de sels biliaires, l'apparition de diverses teintes variant du vert tendre au vert sombre, du bleu céleste au bleu foncé.

La fibrine est plus considérable au début de l'affection ; mais à mesure que le mal progresse, ses proportions diminuent ; le sang devient par suite de moins en moins plastique, la coagulation ne se fait plus qu'avec peine. C'est alors qu'apparaissent les taches, les pétéchies, les ecchymoses. Le sang, noir, poisseux, fluide, s'altère au contact de l'air avec une rapidité remarquable ; c'est à peu près dans cet état qu'on le trouve au moment de l'autopsie. Les globules rouges, dans la majorité des cas, resteraient à peu près au même chiffre : tel est, du moins, le résultat des recherches de

Han, faites avec l'appareil de Malassez. D'après A. Robin, il y aurait au contraire diminution des hématies. Mais si les modifications quantitatives sont variables, il n'en est pas de même des modifications qualitatives. Si l'on examine les globules sanguins, à la période d'état de la fièvre typhoïde, on les trouve presque tous irréguliers, étoilés, déchiquetés, non plus en pile de monnaie, mais se réunissant en masse et pêle-mêle. Ajoutons que dans les cas graves l'altération va jusqu'à la destruction.

Au début de la maladie, les leucocytes sont augmentés de nombre et de volume. Ce fait est remarquable. Wirchow et son école admettant comme démontré que les glandes lymphatiques président à la formation des globules blancs, il en résulte pour eux que la prolifération morbide des follicules clos de la rate, des plaques de Peyer, etc., dans la fièvre typhoïde, doit avoir pour conséquence la production forcée d'une véritable leucocytose, et c'est en effet ce qui ressort de l'examen du sang.

Outre ces altérations globulaires, l'étude microscopique décèle encore dans le sang la présence d'éléments nouveaux : cristaux et bactéridies.

Les cristaux, rosés, se présentent sous des formes géométriques variables : rectangles, losanges, prismes, polyèdres, etc.; parfois en lamelles, parfois en aiguilles.

Des bâtonnets flottent inertes dans le sang, agminés ou solitaires. Ces végétaux microscopiques sont-il spéciaux, caractéristiques de l'affection typhoïde, ou bien doit-on les considérer comme analogues aux bactéries qui se produisent dans le sang en décomposition ? Pour la grande majorité des micrographes, ces baguettes n'ont aucun caractère spécifique. Le sang des typhiques serait par conséquent semblable au sang cadavérique; seulement, tandis que d'ordinaire les cristaux d'hématoïdine et les bactéries n'apparaissent qu'une quinzaine d'heures après la mort, dans le sang typhoïde ces produits peuvent exister déjà sur l'animal vivant.

Muscles. — Les muscles sont pâles et flasques. Les fibres peuvent subir la dégénérescence graisseuse et, dans certains points, la dégénérescence cireuse de Zenker. Parfois, en dehors de l'infection purulente, on découvre dans le tissu musculaire des collections de pus de dimensions variables qui rappellent par leur aspect les abcès de la pyohémie.

Nous avons parlé, dans le chapitre des symptômes, de boiteries et même de paraplégies survenant, à titre de complications, dans le cours de la fièvre typhoïde. Ces derniers accidents ont été quelquefois attribués à des altérations des muscles psoas.

Centres nerveux. — Le trait saillant des lésions constatées dans les centres nerveux, c'est la stase sanguine dans les vaisseaux sus et sous-arachnoïdiens, y compris ceux qui rampent sur les lobes cérébraux ou le long de la moelle. M. Mitaut a signalé des dépôts purulents verdâtres et des points ramollis. Il y aurait donc eu là méningite. Ces constatations ne doivent pas nous surprendre, car nous savons que des faits analogues ont été observés chez l'homme par Louis, Buhl, Hoffmann, etc.

L'œdème, plus ou moins intense, qu'on trouve dans le cerveau et les ventricules, s'observe également dans nombre d'autres maladies. Il serait donc inexact de lui attribuer les symptômes cérébraux plus ou moins graves qui peuvent accompagner l'affection typhoïde. Mégnin a signalé des infirmités incurables résultant d'une lésion des troncs sciatiques.

En somme, il n'existe pas dans l'appareil cérébrospinal, de lésion essentielle qui puisse être rendue responsable des accidents nerveux, lesquels se montrent quelquefois si redoutables dans le cours de la maladie dont nous venons d'exposer les lésions principales.

CHAPITRE V.

DIAGNOSTIC DIFFÉRENTIEL.

Pour être véritablement féconde en enseignements cliniques, l'étude comparative de deux maladies présentant à la fois des points de contact et des dissemblances, suppose une exacte notion de leur nature, de leur siège, de leurs formes et de leur évolution.

La médecine vétérinaire qui, pour nous, n'a pas distingué d'assez près jusqu'ici la spécificité de la fièvre typhoïde du cheval, ne pouvait donc pas en édifier le diagnostic sur des bases suffisamment larges. C'est pourquoi les auteurs n'ont fourni sur ce point que des données incomplètes.

Nous avons répété maintes fois que la fièvre typhoïde du chaval doit être nettement différenciée des états typhoïdes. Nous croirions cependant sortir du programme que nous nous sommes tracé, en exposant ici, sous prétexte de diagnostic, toute l'histoire des affections qui, de près ou de loin, peuvent présenter quelques traits de ressemblance avec la maladie que nous étudions.

Il nous serait certainement facile d'écrire de longues pages sur ce sujet : l'exagération d'un symptôme, la modification de la marche, l'apparition d'un accident quelconque ne rapprochent-elles pas quelquefois, au point d'en rendre la confusion possible, les maladies les plus distinctes ?

Nous ne pourrions alors être complet qu'en passant en revue la plupart des maladies fébriles aiguës, non seulement dans leur type ordinaire, mais encore dans toutes leurs déviations possibles. Or, notre but est essentiellement pratique; nous nous bornerons donc à exposer dans un aperçu rapide, les maladies qui, par leur ensemble clinique, peuvent être souvent pour le praticien un sujet de confusion et d'erreurs.

Pneumonie. — La pneumonie franche, fibrineuse n'est pas contagieuse. Plusieurs cas peuvent se montrer simultanément par influence climatérique, mais la contagion, dans le vrai sens du mot, n'existe pas.

Le début est brusque, solennel; la fièvre monte rapidement, l'ascension est suivie d'un plateau; puis, du septième au neuvième jour, apparaît la déferves-

cence marquée par une chute brusque de la température.

Nous n'insistons pas sur les signes physiques et
fonctionnels de la pneumonie, parce qu'ils peuvent
apparaître dans le cours de la fièvre typhoïde, la
pneumonie lobaire étant par elle-même une complication possible de cette maladie.

Ce qui distingue la pneumonie simple de la pneumonie compliquant la fièvre typhoïde, c'est, avec
l'absence de contagion, la brusquerie du début et la
différence de la courbe thermique.

Mais pendant une épidémie de fièvre typhoïde, ou
à cause de certaines conditions plus ou moins ob-
scures jusqu'ici, une pneumonie simple peut revêtir
le caractère typhoïde, c'est-à-dire qu'elle sera accentuée par une dépression considérable des forces,
par des troubles nerveux adynamiques, quelquefois
même par des déterminations intestinales ou bi-
lieuses ; la phlegmasie pulmonaire mérite bien alors
le nom de pneumonie typhoïde.

Dans ces cas d'un diagnostic difficile, on distin-
guera la pneumonie typhoïde de la pneumonie compliquant la fièvre typhoïde par la marche de la
maladie et surtout encore par la marche de la température.

La pneumonie typhoïde envahit souvent d'emblée
et sur une grande étendue les deux poumons. Sa

marche n'a pas l'allure rapide des pneumonies simples; la résolution se fait ordinairement attendre.

Pleurésie aiguë. — A ne considérer que la fièvre et
l'abattement du cheval pleurétique, sa marche incertaine et titubante, la coloration rouge ou jaunâtre
de ses muqueuses, sa soif vive, ses urines rares et
chargées, on pourrait penser peut-être au premier
abord à une fièvre typhoïde.

Cependant la confusion n'est guère permise, car
la pleurésie ne possède ni la nature contagieuse et
épizootique de la fièvre typhoïde, ni sa courbe
thermique, ni ses complications, ni ses phénomènes ataxo-adynamiques. De plus, l'inflammation
des plèvres est essentiellement caractérisée par la
fréquence et le peu d'étendue des mouvements respiratoires, par leur type abdominal, par une toux
sèche, avortée, pénible, par la crispation saisissante
du facies, la fixité du regard, enfin par la douleur
intercostale, douleur si vive que la moindre pression, le plus léger mouvement, déterminent aussitôt chez le malade un brusque mouvement ré-
pulsif.

Mais nous avons vu que la pleurésie pouvait, au
même titre que la pneumonie fibrineuse, quoique
plus rarement encore, surgir dans le cours de la
fièvre typhoïde et embarrasser le clinicien. Les bases

du diagnostic s'établissent alors sur la marche de l'affection, brusque dans la pleurésie simple, insidieuse et progressive dans la fièvre typhoïde. En outre, à cause de l'affaiblissement si rapide et si profond de l'économie, l'animal réagit moins sous l'influence des agents excitants; la percussion thoracique n'éveille plus chez lui cette douleur si vive qu'on constate tous les jours dans la pleurésie franche.

Vertige. — Nous croyons que certaines affections englobées par les auteurs vétérinaires sous la dénomination commune de vertige typhoïde, ne se rapporte bien souvent qu'à la forme cérébrale ataxique de la fièvre typhoïde. En somme, le vertige essentiel, maladie relativement peu fréquente, ne peut être diagnostiqué que par élimination successive des diverses affections qu'il peut compliquer.

Quand la maladie se manifeste à la fois sur un certain nombre d'animaux agglomérés; quand les symptômes cérébraux, toujours accompagnés plus ou moins de troubles intestinaux et respiratoires apparaissent, tout indique que le vertige n'a que la valeur d'un symptôme et qu'il s'agit en réalité d'une forme de la fièvre typhoïde.

Il importe donc de déterminer si le vertige est essentiel ou secondaire. On y parviendra par l'étude des antécédents des malades, du milieu, des conditions extérieures, et par l'examen méthodique des différents appareils de l'encéphale, du thorax et de l'abdomen.

Entérite. — Chez l'animal adulte l'entérite et la fièvre typhoïde ne se ressemblent guère.

Dans l'entérite simple, les phénomènes prodromiques n'existent que du côté de l'abdomen. Les chevaux malades accusent des coliques qui bientôt deviennent intenses et se traduisent par des signes non équivoques. Au contraire, dans la fièvre typhoïde, même dans la forme muqueuse, les coliques restent ordinairement légères, le ventre est moins sensible, et l'on ne voit pas le malade, sous l'impulsion de la douleur, gratter le sol, se rouler, s'agiter et se plaindre.

Tandis que dans la fièvre typhoïde les déterminations broncho-pulmonaires sont de règle, les organes respiratoires restent intacts dans l'entérite commune; il n'y a dans la poitrine ni matité, ni râles, ni souffles.

Le système circulatoire n'est pas affecté dans l'entérite, maladie locale, au même degré que dans la fièvre typhoïde, maladie générale.

Dans l'entérite, le pouls reste dur, fréquent, régulier. La température ne dépasse guère ordinairement 39°,5, et ne présente pas surtout la courbe cyclique de la fièvre typhoïde.

La prostration des forces, dans cette dernière affection, est un phénomène initial ; dans l'entérite elle est tardive et proportionnelle tant à l'intensité des douleurs qu'à l'abondance de la diarrhée.

Enfin, l'entérite dure en moyenne une semaine et la terminaison en est communément favorable.

Mais, comme la pneumonie franche, l'entérite simple peut s'accompagner de troubles nerveux ataxo-adynamiques, de prostration intense ; revêtir, en un mot, la forme typhoïde. C'est surtout sur les jeunes chevaux de remonte que l'entérite prend cette allure spéciale, et elle frappe assez souvent plusieurs animaux à la fois.

Il est évident que la distinction devient alors des plus difficiles. Le vétérinaire doit suspendre son jugement ; c'est seulement par l'évolution du mal que se fera la lumière.

Gourme. — La gourme, affection générale, a plus d'un trait de ressemblance avec la fièvre typhoïde.

A l'égal de cette dernière, elle frappe particulièrement les chevaux jeunes pendant la période de l'acclimatement ; elle atteint un certain nombre de sujets à la fois ; elle est contagieuse.

Comme autres caractères de rapprochement entre

l'état gourmeux et la fièvre typhoïde, on peut citer l'abattement, la teinte sub-ictérique des conjonctives, la toux, l'accélération et l'irrégularité du flanc.

Notons enfin la tendance aux localisations pulmonaires.

C'est surtout la gourme maligne qui peut prêter à confusion, à cause de l'état pétéchial et même ulcéreux de la pituitaire, des altérations du pouls et de la respiration, de ses fréquentes déterminations sur les poumons, le tube digestif et l'appareil cérébro-spinal.

Mais, en thèse générale, dans l'état gourmeux, on constate de l'abattement et non, à proprement parler, de la stupeur.

La marche de la température est extrêmement variable, à ce point qu'on ne saurait admettre une courbe thermique spéciale.

Pendant plusieurs jours, s'écoule par les naseaux un jetage abondant muco-purulent, ce qui ne s'observe pas, au même degré, dans la fièvre typhoïde.

Enfin il y a tendance prononcée à la suppuration. Très rapidement, en effet, se forment des abcès dans l'espace intermaxillaire, les parotides, les poches gutturales. C'est à l'état inflammatoire de ces régions et aussi à l'angine, qu'on doit attribuer l'extension de la tête sur l'encolure.

A vrai dire, des abcès apparaissent parfois au cours de la fièvre typhoïde; mais ils sont moins fréquents, moins nombreux, et le pus qu'ils contiennent est ordinairement séreux, clair, mal lié, tandis que le pus gourmeux est épais et crémeux.

Affection charbonneuse. — Pendant une épizootie de fièvre typhoïde, il est possible d'attribuer certains cas de mort rapide à une forme foudroyante de fièvre typhoïde, alors qu'ils ne sont que le résultat de l'affection charbonneuse.

Ces méprises sont loin d'être surprenantes si l'on s'en tient aux différents symptômes, qui présentent à peu près la même physionomie dans les deux affections dont nous nous occupons en ce moment.

Les frissons, les sueurs, la prostration profonde, la station difficile, la marche chancelante, les coliques légères avec sensibilité de l'abdomen, l'accélération de la respiration, la petitesse et l'irrégularité du pouls, la coloration jaune des muqueuses, la couleur foncée, rougeâtre, sanguinolente même des urines, les accidents nerveux n'appartiennent-ils pas aussi bien à la fièvre typhoïde qu'à la fièvre charbonneuse? Sans doute. Mais entre ces affinités symptomatiques il y a place pour bien des dissemblances.

A la rigueur nous avons pour assurer le diagnostic une pierre de touche infaillible : c'est l'examen microscopique du sang, qui contient ces bactéries spéciales si bien connues aujourd'hui, et sur l'histoire desquelles nous ne croyons pas devoir insister.

Pour nous borner à la pratique quotidienne, c'est-à-dire aux données de la clinique, il faut tenir d'abord grand compte des éléments fournis par les notions de milieu, de contrée, de maladies régnantes ; de plus, contrairement à ce qui existe pour la fièvre typhoïde, l'affection charbonneuse n'atteint d'ordinaire que les chevaux faits, immatriculés depuis quelques années déjà ; elle débute brusquement, sans s'annoncer par des signes prodromiques. La température périphérique se trouve diminuée mais le thermomètre dans le rectum marque dès le début 40 et même 41°. D'ailleurs il n'y a pas de courbe thermique.

Indiquons comme autres signes inconnus dans la fièvre typhoïde : un ronflement particulier aux naseaux et la perte presque complète de la vue. Enfin, ajoutons que la marche de la fièvre charbonneuse est foudroyante, et que la mort, terminaison fatale, ne se fait pas attendre au delà de trois jours.

TRAITEMENT.

Les analogies si frappantes qui relient la fièvre typhoïde humaine à celle du cheval, analogies que nous avons essayé de mettre en relief dans le chapitre qui précède, n'ont pas seulement un intérêt spéculatif; elles sont éminemment fécondes en conséquences pratiques.

Tout récemment, M. Bouley(1), dans son cours du Muséum, insistait précisément « sur les ressources que peut offrir la pathologie comparée pour l'étude des médications appliquées aux maladies communes à différentes espèces ».

Les deux médecines se confondent dans la pathologie générale, et, leur méthode étant évidemment la même, on pouvait concevoir, *à priori*, que de causes et de symptômes analogues découleraient en thérapeutique des indications identiques. C'est en effet ce que la comparaison démontre. Depuis longtemps les vétérinaires soignent la fièvre typhoïde comme

---

(1) Bouley. *Loco citato*, p. 30.

8

les médecins ; chez l'homme et chez le cheval, les grandes lignes du traitement sont absolument les mêmes ; aussi ne devra-t-on pas être surpris des emprunts que nous avons faits à la médecine humaine.

Tout en tenant compte de la différence des organismes sur lesquels le mal évolue, nous nous proposons d'indiquer, à propos du traitement, certains agents thérapeutiques mis journellement à profit par la médecine de l'homme, et dont l'emploi n'a pas encore prévalu dans la fièvre typhoïde du cheval.

A. — Traitement prophylactique.

La prophylaxie de la fièvre typhoïde comprend deux ordres de mesures ayant pour objet, les unes de prévenir la genèse du mal, les autres d'en empêcher la propagation.

1° Mesures destinées à prévenir la genèse du mal.

Les prescriptions que nous allons indiquer visent non seulement la fièvre typhoïde, mais toutes les maladies contagieuses, virulentes ou miasmatiques. Elles sont de la plus haute importance, bien qu'elles ne constituent en somme qu'une application des règles de l'hygiène générale.

Et d'abord, en tout temps, chaque quartier (cours et écuries) doit être tenu dans un parfait état de propreté. Les ruisseaux qui portent au dehors les eaux sales doivent être entretenus de telle sorte qu'ils permettent toujours un écoulement facile.

La bouche des égouts exportant les déjections doit être aussi éloignée que possible des habitations des chevaux.

Les latrines, les fumiers, seront placés loin des écuries, dans un enclos, s'il se peut, et sur un terrain moins élevé que celui du quartier, afin de prévenir autant que possible les infiltrations.

Les tonneaux des eaux grasses, qu'on laisse trop souvent séjourner auprès des cuisines et qui peuvent devenir autant de foyers d'infection, doivent être supprimés ou tout au moins relégués dans l'endroit le plus reculé du quartier; on exigera qu'ils soient régulièrement vidés chaque jour.

Il est de première importance de veiller au nettoyage fréquent, voire même à la désinfection complète des écuries dans lesquelles on doit entretenir une ventilation large et constante, quelle que soit du reste la température extérieure. Toutefois, à la rentrée du travail, il y a lieu de régler l'aération de façon à éviter les refroidissements subits.

Les denrées mises en distribution doivent être bien récoltées, bien composées et exemptes d'avaries.

Le transport de la cause morbigène tient souvent

à l'altération des eaux potables par des infiltrations provenant de fosses d'aisances, par des déjections, par des matières organiques putréfiées. On doit donc veiller à ce que les eaux de boisson soient absolument saines; ce résultat ne peut être obtenu que par la surveillance des mares et des puits, d'une part; des égouts et des fosses d'aisances, d'autre part.

Dès qu'un puits, une fontaine sont soupçonnés d'infection, le vétérinaire les interdira aux chevaux et en demandera le curage immédiat.

La désinfection des latrines et des égouts, l'éloignement des fumiers seront s'il y a lieu, le complément de ces premières mesures.

Quand les chevaux ont bu, les auges doivent être complètement vidées et nettoyées.

La santé des jeunes chevaux de remonte, plus menacée que celle des adultes au point de vue qui nous occupe, réclame la plus sévère sollicitude. Ces animaux, qu'on transporte ordinairement dans des wagons de marchandises, mal aménagés, ne doivent voyager que dans des voitures suffisamment spacieuses, divisées en stalles, d'une propreté rigoureuse et désinfectées fréquemment.

2° Mesures destinées à prévenir la propagation du poison.

Que la fièvre ait été importée ou qu'elle ait pris naissance dans le régiment même, quelles sont les mesures à mettre en vigueur pour la combattre et en empêcher l'extension ?

La contagion dominant toute l'étiologie de la fièvre typhoïde, le point fondamental de la prophylaxie sera la suspension de toute espèce de rapports entre les chevaux sains et les chevaux infectés.

Le vétérinaire, en même temps qu'il satisfait aux indications les plus pressantes, doit s'efforcer de découvrir les causes qui ont pu contribuer à l'apparition et au développement de l'épizootie. A-t-elle débuté sur des chevaux nouvellement arrivés ? Y a-t-il encombrement des chevaux dans les écuries où le mal a éclaté ? Ces écuries sont-elles voisines de foyers d'infections, tels que : ruisseaux bourbeux, marécages, fabriques d'engrais, fosses à fumiers, dépotoirs et le reste ? L'affection règne-t-elle sur les chevaux d'un autre régiment, soit dans la garnison même, soit dans son voisinage, ou bien encore sur les chevaux étrangers à l'armée ? L'alimentation n'a-t-elle pas été défectueuse ? Y a-t-il eu modification de régime, d'habitudes ? Les chevaux ont-ils été soumis à des travaux excessifs ?

La détermination de ces diverses influences sur la genèse où la diffusion du mal peut éclairer le praticien relativement aux moyens à mettre en œuvre contre l'épizootie présente et sur les dispositions à prendre pour en empêcher le retour.

Les mesures de salubrité générale doivent varier selon qu'il n'existe que quelques cas sporadiques de fièvre typhoïde, que la maladie ne paraît pas offrir de caractères redoutables, qu'elle n'affecte aucune tendance à s'étendre, ou bien que, d'emblée, ou dans un court délai, elle a frappé un nombre considérable d'animaux et qu'elle semble revêtir une marche envahissante.

Dans le premier cas, les chevaux malades seront isolés dès l'apparition des symptômes, et placés dans les locaux les plus éloignés de l'habitation des chevaux sains.

Après désinfection (1), leurs places resteront vacantes pendant un mois environ.

---

(1) Nous croyons devoir rappeler ici les règles à suivre pour opérer la désinfection de l'habitation et du harnachement des chevaux.

La désinfection est générale ou partielle ; partielle, s'il s'agit seulement d'un cas sporadique ; générale dès que la maladie, s'étend.

Procédé de désinfection.

Tout d'abord on enlèvera la litière, qui sera incinérée et non portée au fumier. Les murailles, les plafonds, les râteliers, les mangeoires, les bat-flancs, seront grattés, puis lessivés avec de l'eau bouillante dans laquelle on mettra, pour chaque litre, 80 gr. de chlorure de chaux. La désinfection du sol variera selon sa nature. Est-il en terre battue, on le renouvellera dans une épaisseur de 15 à 20 centimètres. Est-il en macadam, il faudra le racler soigneusement ou même le refaire s'il est déjà détérioré.

Pour désinfecter jusque dans les interstices, on aura recours aux pulvérisations d'acide phénique, de coaltar, d'acide sulfureux ou

Dans les épizooties bénignes, l'évacuation du quartier ne nous paraît nullement indispensable; mais la désinfection générale n'en est pas moins indiquée, et chaque fois que le temps le permettra, tous les animaux seront attachés en dehors des écuries, afin qu'ils puissent bénéficier de l'influence salutaire du grand air.

Mais la maladie a déjà atteint un nombre assez élevé d'animaux, et sa tendance à l'extension devient manifeste. Il faut sans retard retirer du milieu typhogène les chevaux qui paraissent indemnes, et

---

d'essence de térébenthine. A la rigueur la simple vapeur d'eau à la température de 110° peut rendre de grands services comme agent désinfectant, ainsi que l'attestent les expériences faites par la Commission d'hygiène hippique en 1870, et les résultats obtenus par M. le vétérinaire principal Capon, lors de l'épidémie de morve qui a régné, en 1870 et 1880, sur les chevaux logés dans le quartier de la Part-Dieu, à Lyon. Enfin, la désinfection du local ne sera complète qu'après blanchiment à la chaux et applications multiples de couches de peinture sur les objets en bois ou en métal.

Ces mesures devront s'étendre aux hangars de ferrage et d'opérations.

Les effets et ustensiles d'écurie seront nettoyés, lessivés et passés à l'eau chlorurée.

Harnachement. — On lavera les parties en cuir ou en peau, on les passera à l'eau chlorurée, puis on les recouvrira d'une couche d'huile.

Les objets en fer et les parties en toile et en drap devront être trempés pendant quelques instants dans l'eau bouillante.

Semblable opération sera subie par les objets de pansage et les effets d'habillement des hommes qui auront soigné les chevaux typhiques.

les mettre à la corde ou dans des baraquements, distants du quartier de plusieurs kilomètres, et, autant qu'il est possible, dans un endroit boisé, sur un terrain sablonneux ou calcaire, un peu élevé et éloigné de toute source infectieuse.

Les escadrons ou batteries devront être séparés par un intervalle d'une centaine de mètres ; la litière sera légère et renouvelée fréquemment ; on déposera les fumiers à une distance de 400 à 500 mètres environ. Si le séjour au bivouac doit se prolonger, on devra faire en sorte de changer de temps à autre l'emplacement.

Contrairement à l'opinion émise par quelques-uns de nos collègues qui croient devoir prescrire l'éloignement des typhiques, nous pensons avec M. Féger, qu'il est préférable de les laisser dans le quartier ; car, d'un côté, étant déjà frappés, ils n'ont rien à redouter de l'influence de l'agent morbide, et, d'autre part, ils seront à portée pour recevoir les soins nécessaires dont ils seraient privés en partie s'ils étaient campés au loin. Enfin, ils n'auront pas à supporter les pluies et la fraîcheur des nuits qui deviendraient inévitablement mortelles pour les plus gravement atteints. D'ailleurs, l'éloignement des malades laisserait-il le quartier moins infecté, et le mal ne continuerait-il pas à se développer et à s'étendre ?

Pour ces motifs, il y a tout intérêt, ce nous semble, à n'éloigner que les chevaux sains.

Que ces derniers soient campés, ou que, vu le peu de gravité de l'affection, ils aient été maintenus au quartier, il est de toute nécessité de les visiter deux fois par jour, afin de pouvoir prendre en observation tout cheval qui, sans présenter les signes évidents de la fièvre typhoïde, ne paraît pas en bonne santé, est triste et a peu d'appétit. Mais, dès qu'apparaissent les premiers symptômes, les malades doivent être transférés de l'écurie d'observation dans celle qui est spécialement réservée aux typhiques, où ils recevront les soins curatifs.

Le pansage des chevaux sains sera soigneusement exécuté.

Les denrées devront être de première qualité. Selon l'époque, on donnera du vert ou des carottes, en sus de la ration normale.

Une grande modération sera apportée dans le travail journalier qui, en temps d'épizootie, doit être plutôt un exercice hygiénique qu'un motif de dépenses de forces. On ne saurait trop redoubler de vigilance pour soumettre les chevaux du corps infecté aux règles de l'hygiène la plus rationnelle.

Quand règne une épizootie typhoïde, toute mutation entre chevaux d'escadrons ou batteries doit être rigoureusement interdite ; les escadrons ou batteries même ne doivent pas changer de casernement entre eux.

On doit aussi, dans l'intérêt général, interdire les écuries à tout cheval étranger.

Si dans une garnison de plusieurs régiments, l'un d'eux seulement est atteint d'une épizootie de fièvre typhoïde, le contact entre les animaux des deux corps doit être évité. Autant que possible les exercices n'auront pas lieu sur le même terrain, ou, tout au moins, les heures de travail ne devront pas coïncider.

Les abreuvoirs ne sauraient être communs.

Les troupes infectées ne prendront part ni aux manœuvres de corps d'armée, ni aux manœuvres de division ou de brigade. Elles ne changeront pas de garnison.

Des opérations d'embarquement sont-elles prescrites pour les chevaux, il faut se garder de mettre à la disposition du régiment indemne le matériel ayant servi à celui qui est infecté, à moins de l'avoir soumis préalablement à une désinfection rigoureuse.

Si des chevaux de passage, notamment des jeunes chevaux de remonte, présentent des symptômes pouvant faire soupçonner l'apparition prochaine de la fièvre typhoïde, il est prudent de les placer en subsistance dans le régiment ou règne la maladie.

Un corps de troupe en marche évitera les gîtes d'étapes et les localités où la fièvre sévit. Dans ce cas, les chevaux seront mis au bivouac.

Dans les dépôts de remonte, indépendamment des mesures précitées applicables aux chevaux des corps, il y a lieu de suspendre les achats et les envois dans les régiments jusqu'à cessation complète de l'épizootie.

Les corps infectés doivent cesser momentanément de recevoir leurs jeunes chevaux.

TRAITEMENT CURATIF.

Toujours difficile, l'appréciation comparée des méthodes thérapeutiques l'est surtout dans la fièvre typhoïde, en raison des différences considérables qui séparent, au point de vue de la forme et de l'intensité, les cas particuliers ou les épizooties.

Néanmoins, à s'en tenir aux données fondamentales, on peut ramener aux quatre indications suivantes, le traitement curatif :

1° — *Relever les forces.*

2° — *Abaisser la température, prévenir les congestions actives ou passives.*

3° — *Modifier l'état du sang, provoquer l'élimination du poison.*

4° — *Soulager les symptômes pénibles, prévenir ou traiter les complications.*

I

Relever les forces.

Le caractère |adynamique de la fièvre typhoïde, la débilité, l'affaiblissement rapide qu'elle provoque chez les sujets atteints, commandent impérieusement de repousser tout moyen spoliateur, pour soutenir, dès le début, les forces périclitantes, par des toniques et des stimulants.

Ce n'est pas d'aujourd'hui que la médication tonique est en honneur contre la fièvre typhoïde. En Angleterre, Graves, Stokes, Todd, Peacock, Hugues-Bonnet érigèrent les premiers l'emploi des toniques en méthode générale. Bientôt, sur le continent, les vétérinaires aussi bien que les médecins, suivirent la voie tracée par les pathologistes de Londres et d'Édimbourg.

Dès 1861 le docteur Renard, dans une thèse remarquable, résumait ainsi la question :

« Nous croyons pouvoir tirer de notre travail
« les conclusions suivantes :

« 1° Les aliments et les toniques ne produisent
« pas sur la lésion intestinale ni sur l'état général
« d'un typhoïde les effets incendiaires qu'on avait
« voulu leur attribuer ;

« 2° Ils peuvent procurer au contraire des
« succès inespérés, des guérisons presque mira-
« culeuses dans la forme adynamique et muqueuse
« de la maladie ;

« 3° Leur privation prolongée peut produire
« tous les symptômes de l'adynamie et placer les

« malades dans des conditions très défavorables
« pour la guérison ;

« 4° La plupart des complications ne sont pas
« des contre-indications à leur emploi, parce que
« tous les symptômes alarmants se tiennent et dis-
« paraissent en même temps ;

« 5° Une réaction violente suit quelquefois l'in-
« gestion des aliments ; elle peut induire le méde-
« cin en erreur et lui faire croire qu'il a commencé
« à nourrir trop tôt, quand au contraire, c'est
« souvent un indice qu'il a trop attendu. »

En 1867, M. Bizot, vétérinaire principal (1),
dans le journal de médecine vétérinaire, s'exprimait
en ces termes :

« Il est actuellement inutile de faire le procès
« aux antiphlogistiques appliqués au traitement de
« l'affection typhoïde, car tous les moyens débi-
« litants tels que la diète, la saignée et les exutoires
« ont été condamnés sans appel par l'expérience.
« Les disciples même de l'école broussaisienne,
« après avoir vaillamment et peut-être trop long-
« temps combattu, ont vu tomber une à une toutes
« leurs illusions devant l'inflexible rigueur de l'ex-
« périmentation, cette démonstration des démon-

____

(1) Bizot. Traitement des maladies du cheval de troupe (*Journal
de médecine vétérinaire*. Juillet-août 1867).

« strations, et leur doctrine s'écrouler devant la
« lumière et la brutale autorité des faits nom-
« breux, leur apportant la preuve que le système
« de l'irritation s'appuie sur une vaine spécula-
« tion, et entraîne dans la pratique de funestes
« erreurs et de bien tristes déceptions.

« Cette maladie, qui frappe les jeunes chevaux
« de remonte, proscrit une thérapeutique anti-
« phlogistique et spoliative; elle réclame un traite-
« ment tonique et stimulant; — la plupart des
« vétérinaires militaires sont, sur ce point, par-
« faitement d'accord entre eux. »

Régime tonique. — Jusqu'au déclin de la fièvre,
l'anorexie est complète. A peine peut-on faire
prendre aux malades du barbotage et quelques
brins de paille; il semble que les fébricitants veuil-
lent s'imposer la diète. Doit-on prendre cette tendance instinctive pour une indication réelle? Loin
de là, s'il est dangereux de forcer la nature, il est
souvent utile de l'exciter; car il ne faut pas perdre
de vue que l'aliment est le stimulant normal et
physiologique de l'organisme, selon l'heureuse expression de M. Bizot.

On doit donc nourrir les chevaux typhiques,
même quand ils ne manifestent aucun désir de
manger. Mais, comme les fonctions digestives sont

toujours plus ou moins troublées, le vétérinaire devra montrer la plus grande réserve dans l'administration et le choix de la nourriture.

Tout en favorisant la résistance vitale, il prendra garde de congestionner l'appareil digestif et d'augmenter son travail.

Les aliments, à la fois très digestibles et très nutritifs, seront l'objet d'une surveillance constante, afin de ne laisser distribuer que des denrées de qualité supérieure, bien composées, bien récoltées et exemptes de toute avarie ; on les donnera par petites fractions, à des intervalles réguliers, toutes les deux heures par exemple. Quant aux moyens, ils varieront suivant la disposition d'appétit du sujet. Montre-t-il du dégoût pour toute espèce d'aliments, on essayera d'abord de vaincre sa répugnance en lui présentant, à plusieurs reprises, un peu de barbotage aussi frais que possible. Si, malgré les invitations répétées, le cheval s'obstine à ne rien vouloir prendre, il faut le nourrir de force, soit en faisant pénétrer dans l'estomac des aliments liquides, soit en recourant aux lavements nutritifs (bouillon de viande, thé de foin, etc.).

Mais les chevaux typhiques n'ont pas tous ni toujours cette répulsion profonde pour l'alimentation. Il se peut que l'animal conserve l'habitude de manger la paille ou même un peu de foin ; le vétérinaire devra mettre cette circonstance heureuse à profit, et lui fera offrir, à de courts intervalles et par petites portions, des fourrages de premier choix qu'on arrosera avec de l'eau salée. D'une façon générale, la luzerne est préférable au foin des prairies naturelles.

Si la saison le permet, la prescription de quelques kilogrammes de vert ou de carottes ne pourra qu'être favorable.

Bien que d'ordinaire les chevaux typhiques ne désirent pas goûter de l'avoine, il est bon de leur en offrir de loin en loin. On peut jeter un peu de sulfate de fer dans l'eau de boisson.

Médication tonique. — Le régime seul ne saurait suffire à soutenir le malade. Des médicaments toniques et stimulants doivent être administrés dès le début de l'affection jusqu'au moment de la convalescence.

L'alcool est, dans ce sens, l'agent le plus actif que la thérapeutique ait mis à notre disposition. Le mieux est de le faire prendre à doses petites mais souvent répétées.

La quantité donnée sera plus considérable le matin et le soir que dans le milieu de la journée, car c'est à ce moment que les forces vitales ont le plus grand besoin de soutien.

Quand les pulsations artérielles ou les battements

du cœur faiblissent, l'alcool est le meilleur des remèdes ; il est moins utile lorsque l'énergie cardio-vasculaire se maintient.

Il faut du reste, en toute chose, se garder de l'exagération. L'alcool à doses extrêmes trouble profondément la nutrition des tissus, tarit les sécrétions, diminue la crase urinaire, entrave l'élimination de l'acide carbonique et de l'urée. Quelquefois il donne lieu à des convulsions épileptiformes ; mais il cause surtout un coma qui se confond avec la stupeur typhoïde et aggrave d'autant le péril.

On peut formuler, comme il suit, les règles principales de l'emploi de l'alcool dans le traitement de la fièvre typhoïde du cheval.

L'alcool est surtout indiqué quand le pouls artériel est lent, dépressible, irrégulier ; quand on constate une stupeur profonde avec tremblements ; quand des transpirations profuses surviennent sans être accompagnées d'une amélioration de l'état général ; quand les membres sont froids alors que la température centrale reste élevée ; enfin, quand il existe des complications locales.

Il est contre indiqué dans le cas de délire aigu accompagné de phénomènes congestifs, une peau sèche, de l'injection des yeux ; lorsque la circulation reste normale.

Un certain nombre de substances synergiques et auxiliaires de l'alcool peuvent être avantageusement combinées avec lui; telles sont l'éther, les essences aromatiques et particulièrement l'*essence de térében-thine*, que ses propriétés excitantes, antiputrides, diurétiques et sudorifiques rendent en outre très précieuse et dont les vétérinaires savent depuis long-temps apprécier les avantages.

Le *quinquina* et la *gentiane* sont des agents émi-nemment utiles; ils constituent avec l'alcool et l'es-sence la base de la médication tonique.

Électuaires et breuvages.

Poudre de quinquina. .	130 gr.	Poudre de quinquina. .	130 gr.
Poudre de gentiane....	110	Poudre de gentiane....	110
Alcool...............	200	Essence de térébenthine.	30
Miel.................	Q. s.	Miel.................	Q. s.

On peut, selon les indications, remplacer l'essence de térébenthine par le *chlorhydrate d'ammoniaque*, à la dose de 150 grammes.

L'alcoolé de quinquina, à la dose de 2 à 3 décilitres dans une infusion aromatique, produit de bons ef-fets. Quelques vétérinaires y ajoutent de 5 à 8 gram-mes d'*acide phénique*. Ces électuaires ou breuvages doivent être administrés quatre ou cinq fois dans la journée.

II

Abaisser la température, prévenir les congestions actives ou passives.

Les promoteurs de la méthode antipyrétique considèrent la fièvre typhoïde comme l'association des phénomènes morbides que détermine le poison spécifique, et des accidents qu'entraîne l'excès de la chaleur fébrile; mais pour eux, ces deux facteurs n'ont pas une importance égale. Ils professent que la maladie réduite à son essence serait relativement bénigne, si l'on pouvait la délivrer des complications engendrées par l'élévation de la température.

La conséquence nécessaire de ce principe est donc la mise en œuvre des agents qui, d'une façon quelconque, diminuent la chaleur fébrile.

Quelle que soit la valeur de ces données théoriques, les résultats obtenus en pratique sont assez remarquables pour arrêter notre attention.

La méthode antipyrétique recourt à deux procédés thérapeutiques différents; d'une part, aux médicaments dont le rôle est de diminuer les combustions organiques; d'autre part au froid extérieur qui soustrait directement du calorique à l'organisme, mais dont l'action est en réalité plus complexe.

Parmi les médicaments, viennent avant tout la digitale, l'acide salycilique et le sulfate de quinine.

Ces agents, inusités jusqu'à présent dans l'armée, sont cependant employés par un certain nombre de vétérinaires civils ; aussi croyons-nous devoir en parler ici, persuadé qu'à l'occasion ils peuvent rendre d'incontestables services.

Digitale. — La digitale, qu'on ne doit manier qu'avec la plus extrême réserve, possède une action puissante. Sans doute, elle reste sans force contre la maladie même, contre les symptômes ou les complications qui ne relèvent pas de l'état fébrile (perforations, hémorragie, etc.) ; mais elle augmente l'énergie des contractions cardiaques, au point de mériter le nom de quinquina du cœur. Elle ralentit le pouls, abaisse la température, augmente les sécrétions urinaires, et paraît même avoir une influence favorable sur les symptômes généraux, particulièrement dans les formes ataxiques.

Son emploi est particulièrement indiqué dans les cas où, à une haute température, s'associe de bonne heure un pouls faible et fréquent. Malheureusement la digitale ne se borne pas toujours à provoquer la défervescence ; elle peut produire un véritable état de collapsus. Elle doit être repoussée toutes les fois que les poumons sont engoués et le muscle cardiaque profondément altéré.

Acide salicylique. — L'acide salycilique, à doses modérées, exerce sur l'appareil fébrile une atténuation à la fois marquée et durable.

Son action salutaire se manifeste non seulement par une amélioration considérable de l'état général et des fonctions cérébro-spinales, mais surtout par un abaissement thermique ayant un caractère de permanence qu'on n'observe point avec d'autres antipyrétiques.

Sulfate de quinine. — Le sulfate de quinine, que son prix de revient rend d'un usage difficile en médecine hippique, est une des meilleures armes qu'on puisse employer pour combattre la fièvre. Sous son influence, la température s'abaisse en l'espace de quelques heures, quelquefois jusqu'au chiffre normal; le pouls se ralentit et les accidents qui se rattachent à l'hyperthermie tendent à disparaître.

Le but qu'on se propose d'atteindre étant d'obtenir des rémissions aussi profondes et aussi durables que possible, la dose ne doit être jugée suffisante que si la température centrale s'abaisse aux environs de la normale.

Les doses ultérieures seront augmentées ou diminuées suivant que la courbe fébrile se maintiendra ou non à ce niveau.

En effet, c'est une loi de pathologie générale

qu'une fièvre, même intense, subissant des rémissions considérables, est, somme toute, moins redoutable qu'une fièvre moins violente, mais dont les rémissions sont presque nulles.

La répétition de petites doses dans la journée, à intervalles régulièrement espacés, n'équivaut pas à l'emploi de doses massives données en une seule fois.

C'est dans l'après-midi ou le soir que l'administration du sulfate de quinine donne les résultats les meilleurs; son effet s'ajoute alors à la rémission normale de la température du matin.

A défaut de sulfate de quinine, le vétérinaire, dans ses prescriptions, doit recourir au quinquina le plus souvent possible.

Méthode réfrigérante. — Les vétérinaires, surtout en France, n'ont pas expérimenté sur une assez grande échelle l'action du froid externe contre la fièvre typhoïde du cheval pour que nous puissions affirmer en toute connaissance de cause la valeur de ce moyen thérapeutique; mais les résultats fournis chez l'homme sont assez remarquables pour légitimer en médecine hippique l'essai sérieux des applications froides.

C'est à Brand qu'on doit la vulgarisation de la méthode dite réfrigérante : le traitement par l'eau froide (Wasserbehandlung) est pour lui le souverain remède. M. Frantz Glenard, qui a pu suivre le service de Brand pendant la durée de sa captivité à Stettin, a publié à Lyon, en 1873, cinquante-deux cas de dothinentérie plus ou moins graves et guéris tous par l'eau froide. Il en arrive à la conclusion suivante : « Toute fièvre typhoïde, traitée dès le début par l'eau froide, sera exempte de complications et guérira. »

En 1877, Brand affirmait à la fin de son ouvrage que la formule de Glenard exprime parfaitement sa pensée (1).

Partant de ce principe que les accidents qui font la gravité du mal dérivent uniquement de l'hyperthermie, que la fièvre est une indication constante de la méthode balnéaire, le maître allemand se propose de maintenir sans cesse la température du corps aux environs de la normale, afin d'assurer l'intégrité de l'organisme.

La tribune de l'Académie de médecine retentit encore des discussions qu'a soulevées une communication récente de Glenard sur l'emploi des réfrigérants. Plus d'une voix s'est élevée contre l'abus, voire même

---

(1) *Die Wasserbehandlung den typhöisen Fieber*. E. Brand (Tubigen, 2ᵉ édition, 1877).

contre l'usage des bains froids. Nous pensons avec M. Bouley qu'une méthode qui compte à son actif tant et de si longs succès en médecine humaine, mérite un très sérieux examen.

En médecine vétérinaire, les affusions et les lavements semblent être les seuls modes d'emploi de la méthode réfrigérante qui puissent être usités.

En 1872, M. Duplessis a traité quatre chevaux atteints de fièvre typhoïde, par les affusions et les lavements froids, et il en a perdu trois.

M. Foucher a eu à se louer des irrigations froides par l'anus, faites à l'aide de la pompe à douche. Il donne 3 irrigations le 1er jour; 2 ou 3 le 2e jour; enfin 1 ou 2 les 3e et 4e jours. Les irrigations durent jusqu'à ce que l'eau soit rejetée parfaitement claire.

M. Weber, dans une discussion à la Société centrale de médecine vétérinaire(1), dit avoir tiré de bons résultats des affusions réfrigérantes sur un cheval qui, d'ailleurs, était accoutumé aux lavages à l'eau froide.

Révulsifs. — Nous croyons pouvoir déclarer sans craindre d'être contredit que, dans la fièvre typhoïde

---

(1) M. Weber. Discussion sur la fièvre typhoïde du cheval. Société centrale de médecine vétérinaire (séance du 23 juin 1881).

du cheval, la rareté relative des complications pleurales et péritonéales doit être attribuée avant tout aux révulsifs appliqués au début de la maladie, sur la poitrine, le ventre et quelquefois même sur les membres.

Dès l'apparition des premiers symptômes, tout, chez le praticien, doit tendre à déterminer une réaction suffisante pour activer la circulation périphérique, dégager par là même les organes importants qui sont menacés, et prévenir les complications sur les grandes séreuses splanchniques. Dans ce but, il faut sans hésiter placer un large et épais sinapisme sur la poitrine; on peut même avantageusement le prolonger sur l'abdomen. Si le cataplasme rubéfiant, qu'on laisse en place de 6 à 10 heures, ne produit pas l'effet voulu, on le renouvelle, en aidant son action par l'administration de stimulants énergiques : alcoolé de quinquina, essence, chlorhydrate d'ammoniaque.

L'excitation générale ainsi obtenue favorise l'afflux du sang vers la région où se trouve le sinapisme.

Il importe de surveiller les progrès de l'engorgement; l'action révulsive produite, le sinapisme sera supprimé, afin d'éviter des souffrances ou des complications locales qui ne seraient pas sans danger pour les animaux malades.

Émissions sanguines. — Les émissions sanguines sont d'un effet déplorable dans le traitement de la fièvre typhoïde; nous n'en parlerons que pour mémoire.

Cependant il est peu de maladies pour lesquelles on les ait autant pratiquées.

Au commencement du siècle, la saignée bénéficia des doctrines de Broussais, qui, partant de ce principe que la fièvre n'est que le symptôme d'une inflammation locale, préconisait les émissions sanguines à toutes les périodes de la maladie.

Le progrès que la physiologie pathologique a réalisés depuis Broussais nous ont mis à l'abri de cette funeste erreur.

A l'heure actuelle, il n'est plus guère de praticiens qui persistent à ouvrir la veine dans le cours de la fièvre typhoïde.

III

Modifier l'état du sang, provoquer l'élimination du poison.

Si l'on admet que la fièvre typhoïde est essentiellement produite par la pénétration d'un poison ou d'un virus dans l'économie, nul doute que tous les efforts ne doivent tendre à sa neutralisation ou à son élimination.

Il n'est point de spécifique contre la fièvre typhoïde. Le calomel et les mercuriaux, l'iodure de potassium, le chlore, l'acide phénique, le soufre et ses composés ont pu donner chacun des résultats favorables; mais, quels que puissent être les succès obtenus par l'administration d'un remède, ils n'autorisent pas à le considérer d'emblée comme un médicament héroïque.

Dans l'espèce, ce serait une illusion dangereuse que de croire à la vertu d'un traitement causal; cependant l'expectation n'est pas le meilleur des remèdes, et si le poison lui-même une fois dans l'organisme échappe à nos atteintes, il nous reste au moins la ressource de combattre les désordres qu'il entraîne.

Nous n'avons pas l'intention de revenir sur les principes généraux d'hygiène, en tant que moyens prophylactiques; mais nous devons insister maintenant sur les soins hygiéniques nécessaires à l'animal malade.

Aération; soins hygiéniques, exercice. — Le renouvellement constant de l'air des écuries est un des points importants du traitement. Nous sommes de l'avis de ceux qui pensent qu'un courant d'air, malgré ses inconvénients, est moins redoutable pour le malade que le séjour dans une atmosphère viciée.

On répondra par cette mesure à trois indications précises : *Séparer les malades des sujets indemnes ; leur donner un air pur ; leur laisser enfin la tranquillité nécessaire.*

Dans le cas où l'infirmerie serait en possession de quelques box, rien ne serait plus rationnel que de les leur affecter.

Les locaux seront largement aérés, tenus dans le plus grand état de propreté, fréquemment désinfectés et blanchis à la chaux.

Quand le temps le permettra, les malades seront attachés dans la cour ; on leur fera effectuer des promenades courtes, mais répétées. Ils seront l'objet d'un pansage suffisant pour maintenir la peau dans un état de propreté convenable et en activer les fonctions.

Les couvertures doivent être tenues propres et souples ; on les changera le plus souvent possible.

Le vétérinaire veillera à ce que les seaux et les cuvettes-mangeoires soient rigoureusement nettoyés chaque fois que le malade paraîtra ne plus vouloir du barbotage qu'ils contiennent. On évitera ainsi les inconvénients qui pourraient résulter du séjour des breuvages, des aliments, des détritus de toute sorte sur le râtelier, la litière et le fourrage.

Diurétiques. — L'utilité des diurétiques est universellement admise. Il n'est donc pas besoin d'insister sur l'avantage qu'on trouve à favoriser par une suractivité rénale l'élimination des produits comburés.

Tous les agents qui augmentent l'excrétion des déchets urinaires, sans augmenter dans une proportion pareille l'oxydation des tissus, méritent d'être mis en jeu. On prescrira donc avec avantage le thé de foin, le café, mais surtout le nitrate de potasse, à la dose de 20 grammes par jour environ.

Il est mauvais d'empêcher les chevaux de boire : l'absorption des liquides augmente la sécrétion des urines et favorise l'élimination des déchets de l'organisme.

Évacuants. — De tous temps les purgatifs comme les diurétiques ont été en honneur dans le traitement de la maladie typhoïde, et la méthode évacuante est encore le remède préféré d'un grand nombre de vétérinaires.

Nous croyons en effet que pour débarrasser le tube digestif des matériaux en décomposition, pour déterger la surface de la muqueuse intestinale, les laxatifs sont de toute utilité au début.

En procédant ainsi, il est possible d'expulser une partie du poison, qui, bien qu'ingéré, n'est pas encore absorbé. On pourra donc, dans les deux ou trois premiers jours, faire prendre aux chevaux malades de 300 à 400 grammes de sulfate de soude ; mais on ne saurait trop dire à quel point l'abus des purgatifs pourrait être préjudiciable. Qu'on y prenne bien garde, il ne s'agit pas ici de traitement spécifique ; on a beau détruire le ferment typhogène dans l'intestin malade, la fièvre typhoïde, une fois constituée, n'en poursuivra pas moins son évolution naturelle.

Le seul but qu'on se propose, en employant la méthode évacuante, est le nettoyage du tube intestinal.

Il est bon d'entretenir la liberté du ventre par l'administration de 100 grammes de sulfate de soude.

Dès que la diarrhée se montre, les laxatifs devront être suspendus. Quand une constipation rebelle suit une grave diarrhée, le meilleur est d'attendre pendant deux ou trois jours, et de prescrire alors des lavements simples ou légèrement laxatifs.

Acide phénique. — Un grand nombre de vétérinaires emploient, comme antiseptique contre la fièvre typhoïde, les solutions phéniquées plus ou moins étendues, soit en breuvages, soit en lavements.

Cette substance rend aussi de réels services dans la désinfection des locaux et du harnachement.

La *noix vomique* paraît également donner de bons résultats entre les mains de plusieurs de nos collègues. — M. Sergent l'emploie au début et même pendant la convalescence, à la dose de 5 à 6 grammes par jour ; il en est constamment satisfait.

IV

Soulager les symptômes pénibles, prévenir ou traiter les complications.

Nous avons parlé, jusqu'ici, des indications générales et fondamentales qui doivent diriger l'intervention thérapeutique dans le cours de la fièvre typhoïde ; voyons maintenant les soins particuliers que peuvent réclamer les symptômes ou les complications de tel ou tel cas particulier. Cette médication symptomatique, pour n'avoir rien de spécial, n'en est pas moins de la plus haute importance pratique ; il faut soigner non seulement la maladie, mais encore le malade.

Diarrhée. — La diarrhée n'a rien qui doive surprendre, sinon dès le début, du moins dans la période d'état de la maladie ; mais quand les évacuations deviennent par trop fréquentes, il est bon de les combattre aussi promptement que possible, par des breuvages mucilagineux opiacés ou laudanisés. Ces mêmes substances peuvent être aussi administrées en lavements. Si ce premier moyen échoue, on se servira avec avantage de l'acide sulfurique, de l'acétate de plomb et des absorbants.

Breuvage antidiarrhétique.

    Alun................. 60 grammes.
    Laudanum.......... 30   Id.

Dans deux litres d'une décoction mucilagineuse.
Administrer en trois fois à deux heures d'intervalle.

Météorisme. — Dans le cas où la diarrhée s'accompagne de météorisme et de sensibilité de l'abdomen, des fomentations de plantes aromatiques ou d'essence de térébenthine peuvent donner des succès.

Des lavements à l'acide phénique seront de même utilement employés.

Il faut se rappeler que la distension de l'abdomen peut être un des symptômes de la péritonite : nous allons voir quelle doit être, dans ces cas, la conduite du vétérinaire.

Au milieu de l'état typhoïde, l'apparition du météorisme peut n'être aussi qu'un signe de faiblesse ; les stimulants sont alors indiqués.

Péritonite. — La péritonite est une des complications les plus graves qui puissent éclater dans le cours de la fièvre typhoïde ; elle est heureusement très rare chez le cheval.

L'opium, sous toutes les formes, est le meilleur, sinon le seul remède qu'on puisse lui opposer ; mais pour qu'il agisse et soit véritablement efficace, il faut ne pas attendre et l'employer à fortes doses.

En prescrivant l'opium contre la péritonite, dont la cause commune est une perforation, le but qu'on se propose est de paralyser les mouvements de l'intestin, de façon à empêcher l'irruption des matières fécales dans la séreuse abdominale. D'autre part, l'immobilisation des anses intestinales favorise la formation d'adhérences. Pour agir vite, les injections sous-cutanées sont le meilleur mode d'administration d'opium.

En même temps qu'on traitera l'animal par ce médicament, on le tiendra dans un repos absolu.

L'alimentation devient très difficile, puisqu'elle amène des mouvements péristaltiques et que les aliments peuvent se frayer une voie par la perforation de l'intestin, cause fréquente de la péritonite. Le mieux est d'admettre une nourriture liquide qu'on donnera souvent, mais par petites fractions à la fois, de telle façon que l'estomac puisse l'absorber tout entière.

Hémorragies intestinales. — Nous avons vu dans notre étude clinique que l'hémorragie 'est, elle aussi, des moins communes ; quand par malheur elle se montre, les agents sur lesquels on peut compter le plus sont les lavements froids, la térébenthine et le perchlorure de fer.

En médecine humaine, le seigle ergoté est considéré comme un styptique des plus efficaces, même dans les hémorragies les plus profuses. Ce médicament possède en outre ce précieux avantage, qu'on peut le faire pénétrer rapidement dans l'économie par la méthode sous-cutanée.

Ici encore, avec ces médicaments, on doit prescrire un repos absolu.

Pleuro-pneumonie. — Quand les signes stéthoscopiques, les modifications du rythme respiratoire, la toux, le jetage, révèlent des altérations de pneumonie ou de pleuro-pneumonie, il faut immédiatement recourir et insister sur la médication révulsive et stimulante : sinapismes prolongés et répétés, frictions d'essence sur les extrémités. C'est dans le même but qu'on pratique des frictions d'huile de croton sous la poitrine.

Les sinapismes, dans les formes adynamiques, ne produisent pas toujours une révulsion suffisante ; ils peuvent ne déterminer qu'un engorge-

ment médiocre et fugace ; il faut alors les renou-
veler et stimuler en même temps l'organisme par
une forte dose d'alcool ou d'essence de térébenthine.

On croit parfois utile de fixer l'effet révulsif par
une bande de vésicatoire ou par des pointes de
feu ; cependant, il faut se rappeler qu'il ne s'agit
point ici de pneumonie vulgaire, mais d'une complication de la fièvre typhoïde ; on devra donc se
méfier de la gangrène.

Nous pensons que la médication vésicante ne
doit être employée qu'avec les plus grandes réser-
ves. Toutefois, si les vésications étaient jugés absolument nécessaires, il faudrait les prescrire avec
modération pour prévenir les chutes de peau.

Les sétons doivent être exclus sans rémission.

Lorsque l'évolution du mal fait redouter la gangrène, il faut recourir au chlorhydrate ou à l'acétate
d'ammoniaque. Des pulvérisations, des fumigations
antiseptiques devront être prescrites à titre d'adju-
vants.

Malgré tout, nous devons le dire, la mort est la
terminaison fatale de la gangrène pulmonaire ; aussi,
dès que l'animal présente les signes positifs de cette
lésion, l'objectif du praticien doit moins être la guérison du malade que la préservation des animaux qui
l'entourent ; il doit donc mettre aussitôt le cheval à
l'écart.

Contre la *phlébite*, d'ailleurs assez rare, des topiques émollients et calmants seront employés avec avantage; quand la lésion est étendue, il faut recourir aux onctions mercurielles, aux applications vésicantes. L'hémorragie, qui peut exceptionnellement survenir, sera combattue par la compression et en dernier ressort par la ligature.

Les *œdèmes* seront traités localement par des frictions résolutives, et à l'intérieur par des diurétiques et des stimulants.

Nous repoussons les mouchetures au même titre que les sétons.

Synovites. — Appliquer un fer à éponges nourries ou à crampons, après avoir au préalable raccourci la pince. On fera des frictions de pommade au bi-iodure de mercure, et si elles ne suffisent pas, on mettra le feu en pointes fines et pénétrantes.

Les *accidents cérébraux* seront combattus par les affusions d'eau froide sur la tête et les dérivatifs sur les extrémités.

Contre les *symptômes ataxiques* avec prostration, on donnera des toniques, de l'assa fœtida, de l'éther. S'il y a délire violent, faire prendre de l'opium, à moins que le délire ne soit lié à une phlegmasie intra-crânienne.

Breuvage antispasmodique.

Racine de valériane... 120 grammes.
Assa fœtida.......... 60 id.
Éther sulfurique. .... 16 id.

Dans une infusion de fleurs de camomille. Administrer 3 litres de cette préparation en 4 fois à 2 heures d'intervalle.

CONVALESCENCE.

Prévenus de la fréquence et de la gravité des complications qui peuvent surgir dans le cours de la convalescence, les vétérinaires doivent étendre leur sollicitude jusqu'au complet rétablissement des malades. S'il est possible de disposer d'un endroit favorable, on mettra les chevaux au pacage, tout en leur réservant un abri contre le mauvais temps et la fraîcheur des nuits. Ces animaux seront soumis à l'hygiène la plus sévère : un exercice modéré, mais quotidien, un bon pansage et une nourriture réparatrice, sont de rigueur.

Les aliments choisis, variés, nutritifs, seront distribués par rations progressives; ainsi, sans transition brusque, on atteindra la ration complète qu'on pourra même dépasser pour restituer rapidement au cheval ses forces et son énergie premières.

Les grandes lignes du traitement contre la fièvre typhoïde du cheval peuvent se résumer ainsi :

Soins hygiéniques. — Les animaux atteints doivent être placés dans des écuries vastes, faciles à aérer et suffisamment éloignées du dépôt des fumiers ou de tout autre foyer d'infection. Ces locaux seront fréquemment nettoyés, désinfectés et arrosés avec de l'eau phéniquée.

Laisser autant que possible les chevaux en dehors des écuries.

Maintenir la peau propre à l'aide d'un pansage convenable.

Promenades courtes, mais fréquentes.

Alimentation choisie et variée, distribué par petites quantités ; eau ferrée, thé de foin.

Soins curatifs. — Appliquer dès le début un large sinapisme sur la poitrine ; frictions dérivatives sur les membres.

Débarrasser le tube intestinal à l'aide du sulfate de soude, puis s'attacher à entretenir le ventre libre par de légers laxatifs.

Relever les forces avec des toniques et des excitants : quinquina, gentiane, alcool, essence de térébenthine, chlorhydrate, acétate d'ammoniaque ;

Comme *antiseptiques*. — Solutions phéniquées en breuvages ou en lavements.

En cas d'épizootie, retirer les chevaux sains du quartier pour les faire camper à quelques kilomètres de la garnison. Leur donner une nourriture substantielle ; les soumettre à de bons pansages et n'exiger d'eux qu'un travail modéré.

Désinfection générale des écuries et du harnachement.

DEUXIÈME PARTIE

ÉTUDE COMPARATIVE

DE

LA FIÈVRE TYPHOÏDE

CHEZ L'HOMME ET CHEZ LE CHEVAL

Dans son traité des maladies infectieuses, Griesinger (1) déclare, au chapitre de la fièvre typhoïde, qu'une maladie tout à fait correspondante à l'iléotyphus de l'homme se développe chez quelques animaux, et plutôt chez les herbivores que chez les carnassiers. « On l'observe, dit-il, *chez le cheval,* l'âne, le lapin, le lièvre. »

En Allemagne, Bruckmüller, Roll; en France,

______

(1) Griesinger, *Traité des maladies infectieuses,* 1877.

Sanson (1), Denoc (2), le professeur Jaccoud (3), et nombre d'auteurs, partagent l'opinion de Griesinger. D'autres, au contraire, pensent qu'il n'existe aucun rapport entre la fièvre typhoïde de l'homme et la maladie des chevaux.

Essayons donc, par une analyse exacte des causes, des signes et des lésions, de faire ressortir les points de contact ou les dissemblances qui existent entre les deux affections homonymes.

---

(1) Sanson, *De la diathèse typhoïde du cheval et de ses manifestations ordinaires dans l'armée*, 1856.
(2) Denoc, *loco citato*, 1843, p. 320.
(3) Jaccoud, *Pathologie interne*, t. II, p. 789.

CHAPITRE 1er.

ÉTUDE COMPARATIVE DES CAUSES.

I

Nous avons admis, d'accord avec la plupart des vétérinaires, que l'adolescence, le changement d'air, l'acclimatement, l'agglomération, les mauvaises conditions hygiéniques étaient les causes prédisposantes ordinaires de la fièvre typhoïde dans l'espèce chevaline. Y a-t-il chez l'homme des causes analogues?

En ce qui concerne l'influence de l'âge, tous les pathologistes s'accordent à reconnaître que le typhus abdominal de l'homme sévit surtout pendant l'adolescence et la jeunesse.

Louis (1), Chomel (2), Jenner (3), Bartlett (4),

---

(1) Louis, 1841.
(2) Chomel, 1834.
(3) Jenner, 1850.
(4) Bartlett, 1856.

Davenne (1) ont appuyé leur opinion sur des données indiscutables.

Pour le professeur Jaccoud (2), c'est de 15 à 30 ans que la fièvre typhoïde a son maximum de fréquence. Sur 7,348 cas rapportés à l'Académie de médecine de différentes parties de la France, Gaultier de Claubry (3) certifie que 2,282, soit 31 p. 100 n'avaient pas atteint l'âge de 15 ans.

A Dresde, d'après les chiffres de Fiedler, établis sur un total de onze années, l'âge de 20 à 30 ans donne 58 p. 100; il n'y eut que 3,4 p. 100 au-dessus de 40 ans.

D'après la statistique dressée par Murchison (4), à l'hôpital des fiévreux de Londres, pour une période de 10 ans (1848-1858), l'âge moyen sur 1,772 cas a été de 21 à 25 ans. Pour le médecin anglais, les personnes âgées de moins de 30 ans sont quatre fois plus exposées à avoir la fièvre typhoïde que les personnes au-dessus de 30 ans.

Si nous comparons ces chiffres à l'âge de 4 ou 5 ans donné comme moyenne par les vétérinaires, nous trouvons une similitude remarquable. C'est

---

(1) Davenne, 1851.
(2) Jaccoud, *Traité de pathologie interne*, t. II.
(3) Gaultier de Claubry, *Mém. Acad. méd.* 1840, vol. XIV, p. 29.
(4) Murchison, *La fièvre typhoïde*, 1878.

donc, chez l'homme comme chez le cheval, vers la fin de l'adolescence que la fièvre typhoïde exerce surtout ses ravages.

Sans doute, il existe des cas de fièvre typhoïde chez les chevaux relativement âgés, et nous en avons cité quelques-uns ; mais, chez l'homme lui-même, les observations de ce genre ne sont pas absolument rares. Murchison a pu recueillir 147 cas de fièvre typhoïde au-dessus de 45 ans. Ficller donne la proportion de 7 p. 100 au-dessus de la cinquantième année On trouvera le relevé d'un certain nombre de faits analogues dans une thèse, fort intéressante, de A. Josias, qui démontre, pièces en mains, que la dothinentérie n'est pas l'apanage exclusif de la jeunesse, et qu'elle frappe les individus âgés dans des proportions moins restreintes qu'on ne serait tenté de le croire (1).

Du reste, dans l'espèce humaine comme chez les animaux, c'est d'une manière très indirecte que l'âge constitue une prédisposition à la fièvre typhoïde. Peu de sujets lui refusent le tribut ; mais comme elle ne sévit généralement qu'une seule fois sur le même organisme, il en résulte que plus on avance en âge, plus il est probable qu'on a déjà été atteint et

---

(1) A. Josias, th. inaug. Paris, 1881.

qu'on se trouve à l'abri d'une infection nouvelle.

L'acclimatation, nous l'avons dit, joue un rôle considérable comme cause prédisposante chez le cheval. Nous savons que le mal « vient aux chevaux neufs, » et qu'il ne se montre ordinairement sur eux que deux ou trois mois après l'arrivée au corps. Or, nous avons dans la pathologie humaine des données tout à fait analogues.

La période d'acclimatement, qui suit l'arrivée dans les grands centres de population ou sous les drapeaux, est jugée par les auteurs comme très dangereuse.

Petit et Serres (1); plus tard Andral (2); Louis (3) et Chomel (4) ont fortement insisté sur le séjour de date récente comme cause prédisposante à la fièvre typhoïde. Andral a remarqué que les étudiants en médecine étaient plus exposés à être atteints quelques semaines après leur arrivée à Paris. Sur 120 cas indiqués par Louis dans son ouvrage, 73 malades ne résidaient pas à Paris depuis plus de dix mois, et 120 depuis moins de vingt.

---

(1) Petit et Serres, 1813, p. 127.
(2) Andral, 1823, vol. I, 484.
(3) Louis, 1841, vol. II, p. 387.
(4) Chomel, 1834.

Plus récemment, Trousseau a observé que les étrangers qui viennent résider à Paris sont facilement atteints de cette fièvre.

Griesinger dit textuellement que, dans les grands centres, les cas sporadiques se rencontrent avec une fréquence relative parmi les individus qui n'habitent la ville que depuis peu de temps. Les sujets, poursuit-il, tombent ordinairement malades non au début, mais après un séjour de quelques mois. C'est là, presque à la lettre, la conclusion formulée par M. Mitaut, pour l'espèce chevaline.

L'agglomération et l'insuffisance de la ventilation sont généralement comptées par les vétérinaires au nombre des causes adjuvantes les plus redoutables.

Griesinger est du même avis. La fièvre typhoïde, d'après lui, se rencontre de préférence là où beaucoup d'hommes sont réunis dans des espaces relativement restreints, surtout lorsque les émanations excrémentielles s'y accumulent. Les chambres à coucher étroites, sombres, humides, situées près des fosses d'aisances, favorisent d'une manière évidente le développement de la maladie.

Piorry insistait sur l'influence des agglomérations comme cause de la fièvre typhoïde. Il disait même, avec une exagération relevée par Grisolle, que l'encombrement est une circonstance qui, à elle seule, peut développer l'affection.

Le professeur Jaccoud enseigne que l'encombrement résultant du séjour de plusieurs personnes dans des localités trop étroites et mal aérées, constitue une cause auxiliaire qui explique, en partie, l'endémicité du typhus abdominal dans la plupart des grandes villes.

Murchison (1), il est vrai, prétend que la fièvre typhoïde est indépendante de l'agglomération et d'une ventilation insuffisante; mais la plupart des pathologistes sont d'un avis contraire. Du reste, il reconnaît lui-même que, « quoique la fièvre typhoïde soit loin d'être limitée à des localités populeuses, une ventilation défectueuse peut favoriser l'action du poison, en empêchant sa diffusion et sa dilution ».

Les conditions de tempérament, de santé antérieure ne sont pas non plus sans influence sur la maladie des chevaux. Un animal épuisé par la fatigue, les privations, la maladie, se trouve plus exposé qu'aucun autre à contracter la fièvre typhoïde.

Les mêmes influences agissent sur l'espèce humaine : les fatigues corporelles, les marches répétées, le refroidissement, l'insuffisance de la nourriture, se rencontrent assez souvent comme causes auxiliaires de cette affection.

---

(1) Murchison, *loco citato*, p. 47.

Ainsi que l'écrit Griesinger, ces circonstances doivent être considérées comme de simples causes adjuvantes qui, tantôt diminuent la résistance au principe morbide, tantôt, par les troubles amenés dans la nutrition générale et dans l'appareil digestif, favorisent l'action de la véritable cause du typhus abdominal.

Cependant le même auteur énonce ailleurs ce fait, contradictoire en apparence, que les constitutions robustes, les hommes d'une forte musculature, sont plus souvent frappés que les organisations faibles et altérées. Le professeur Jaccoud dit aussi que les constitutions fortes et saines sont plus exposées que les autres (1). Grisolle ne parle que des apparences de la meilleure constitution. Du reste, il ajoute, aussitôt après, qu'il n'y a rien sur ce sujet de bien rigoureux; que le plus ou moins de force de la constitution a peu d'influence sur la mortalité, et qu'on ignore même si elle en exerce une sur la fréquence de la maladie.

Pour nous, ces « apparences de la meilleure constitution » paraissent n'être que l'embonpoint; et les faits dont il est ici question nous semblent comparables aux cas d'engraissement artificiel dont nous

---

(1) Jaccoud, *loco citato*, p. 730.

avons parlé dans l'étiologie de la fièvre thyphoïde du cheval.

II.

Nous arrivons à l'étude comparative des causes occasionnelles et nous constatons tout d'abord que la contagion, nettement prouvée aujourd'hui pour la maladie du cheval, n'est pas moins manifeste en ce qui concerne la fièvre typhoïde de l'homme. Mais les médecins, comme les vétérinaires, ont dû lutter longtemps pour faire accepter cette doctrine.

La contagion de la dothinentérie de l'homme a été contestée pendant bien des années par les écoles françaises, et surtout par celle de Paris. En fait, il est souvent très difficile de démontrer la filiation des cas qui se présentent dans les grands centres de population. Cependant, Bretonneau, dès 1820, proclamait la transmissibilité du mal (1).

Depuis son mémoire, Gendron (2), Piedvache (3), Gintrac, Briquet (4), ont rigoureusement établi l'origine par transmission directe et médiate.

---

(1) Bretonneau. *Archives générales de médecine*, 1829.
(2) Gendron. *Épidémies des petites localités* (Journal des conn. médic. et chir., 1re et 2e années).
(3) Piedvache. *Mémoires de l'Académie de médecine*, 1830.
(4) Gintrac, Briquet. *Académie de médecine*, 1865.

Trousseau, Grisolle, Jaccoud, dans leurs livres classiques, affirment la contagion, que reconnaissent aussi la plupart des médecins étrangers : Griesinger, Biermer, Rieke, Liebermeister, Budd, Watson, et tant d'autres.

Budd et son école professent que la fièvre typhoïde est une maladie essentiellement contagieuse ; que la substance virulente qui produit le contage provient presque exclusivement de l'intestin du typhoïde ; que les égoûts et les conduits de vidange, « qui sont la continuation directe de l'intestin malade », sont la source de la propagation (1).

A propos de la contagion, nous croyons intéressant de reproduire, en la réduisant, la très remarquable communication faite par M. Dionis des Carrières à la Société médicale des hôpitaux (2).

« A Auxerre, une épidémie meurtrière de fièvre typhoïde éclata dans les premiers jours de septembre et occasionna 30 décès dans le mois. En deux mois et demi, on releva 92 décès, ce qui représenterait pour Paris, relativement au chiffre de la population, 13,000 décès dans le même temps. Le chiffre des personnes atteintes s'est élevé à plus de 800. Quelle cause pouvait-on assigner à cette épidémie ? En pointant avec soin, sur un plan, les maisons où se produisaient les décès de typhoïdiques, M. Dionis remarqua que certains quartiers étaient absolument indemnes, tandis que d'autres, limités à l'ancienne enceinte, renfermaient presque tous

---

(1) Budd. *Its nature mode of spreading and prevention*, London, 1873.

(2) Société médicale des hôpitaux, séance du 8 décembre 1882.

les individus atteints; tout ce qui entoure la ville, faubourgs, asile d'aliénés, nouvelle caserne, semblait épargné par l'épidémie. Or, ces deux derniers établissements, entre autres, ne reçoivent pas les eaux de la ville, mais sont alimentés par deux petites sources spéciales. Ces faits attirèrent l'attention de M. Dionis sur les eaux potables comme origine du mal, surtout lorsqu'il apprit de l'un de ses confrères qu'il y avait eu quelques cas de fièvre typhoïde, pendant le mois d'août, dans les villages voisins, et en particulier dans le village de Valan, où se trouve la source qui avait seule fourni, jusqu'au 1er septembre, les eaux de la ville d'Auxerre. M. Dionis se rendit donc au village de Valan et se fit montrer la source des eaux de la ville; cette source sort de terre, sous une grotte, dans une cour commune, entourée de bâtiments de ferme, et au milieu de laquelle est entassé le fumier. Ce fumier est situé à deux mètres environ de la source, qui est elle-même en contre-bas. Or, dans l'une des habitations qui bordent cette cour, habite une jeune femme de 20 ans, qui avait été atteinte, au mois d'août, d'une fièvre typhoïde grave; cette malade, du 15 au 24 août, avait eu une diarrhée abondante, fournissant 8 à 12 selles par jour, et qui avait ensuite progressivement disparu. Ces selles avaient été constamment déversées sur le fumier, dans la cour commune, à deux mètres de la source. Il était dès lors permis de penser qu'elles avaient pu s'infiltrer jusqu'au griffon qui capte, en ce point, les eaux pour les conduire dans la ville d'Auxerre; d'autant plus que le sol est composé d'un calcaire portlandien, fendillé, très perméable. Peu de temps auparavant, on avait d'ailleurs pu constater, dans un village voisin, qu'une source située à trente mètres de distance d'une écurie, et à quatre mètres de profondeur, était souillée par des infiltrations de purin; une expertise, au cours du procès auquel le fait avait donné lieu, avait également montré que de l'eau colorée avec de l'ocre jaune, puis de l'eau d'alambic, offrant une forte odeur de kirsch, versées sur le sol de l'écurie incriminée, apparaissaient dans l'eau de la source au bout de dix minutes. Il s'agissait dès lors, pour répondre à toutes les objections, d'instituer une semblable expérience au village de Valan, et de démontrer directement l'infiltration des selles typhoïdiques dans la source des eaux de la ville. C'est ce que fit M. Dionis en versant sur le fumier, où avaient été jetées les déjections de la malade, de l'eau colorée avec de l'aniline : au bout de quelques minutes cette eau venait teindre en violet une petite source immédiatement contiguë au griffon de la source principale. — La répartition des cas de dothinentérie correspond très exactement à la distribution des eaux de Valan dans la ville. On remarque, par exemple, que la nouvelle caserne, qui ne reçoit point ces eaux, a été épargnée, tandis que dans l'ancienne, qui les reçoit, on a constaté un grand nombre de cas de dothinentérie ; entre cette nouvelle caserne et l'asile d'aliénés, qui tous deux tirent leur eau d'une source spéciale, se trouve la prison, qui est alimentée par la source de Valan : dans les deux premiers établissements, pas un seul typhoïdique, et, au contraire, quatorze malades dans la prison. Dans plusieurs faubourgs dont les eaux potables sont fournies par d'anciens puits, pas un seul cas. Une petite fille cependant, dans un de ces faubourgs, a eu la fièvre typhoïde, mais elle se rendait chaque jour chez son père dans l'intérieur de la ville, et avait bu de l'eau de Valan. Dans une rue où existe un puits auquel se fournissent d'eau les soixante habitants des maisons voisines, pas un malade, bien que le reste de ce quartier alimenté par les bornes-fontaines des eaux de la ville, ait été fort maltraité par l'épidémie. Dans une maison proche de la demeure de M. Dionis, au milieu d'un quartier atteint, six familles se sont uniquement servies de l'eau d'un puits situé dans la cour ; elles ont été épargnées. Enfin, M. Dionis rapporte un dernier fait très concluant : derrière sa maison, s'élèvent deux couvents séparés par un mur peu élevé. Le premier paye à la ville une importante concession d'eau : il renferme trente-neuf religieuses : sept ont été atteintes, une a succombé. Le second est un orphelinat pauvre, auquel la municipalité a refusé la concession gratuite de l'eau de la ville, et qui est alimenté par un puits ; dans cet établissement se trouvent soixante-huit enfants et quatorze religieuses : on n'a relevé qu'un seul cas de fièvre typhoïde, chez une petite fille sortie en permission et qui avait fait deux repas chez ses parents.

« Il semble donc bien démontré que l'épidémie de fièvre typhoïde d'Auxerre a été le résultat de l'infiltration des selles typhoïdiques dans la source, qui seule, fournissait alors les eaux potables consommées dans la plus grande partie de la ville. »

Les auteurs qui ont spécialement étudié, en médecine humaine, les conditions étiologiques de la fièvre typhoïde, peuvent être divisés en deux groupes, suivant qu'ils considèrent ou non la fièvre typhoïde comme une maladie de nature parasitaire.

La théorie parasitaire explique la propagation du mal par le germe-contage, le microbe.

Dans une étude magistrale servant d'introduction au traité de Murchison, le Dr H. Gueneau de Mussy(1), a retracé l'histoire de cette séduisante doctrine.

« Ce n'est pas d'aujourd'hui que les observateurs des faits de la nature ont été séduits par l'analogie que présente le développement de certaines maladies avec les procédés de la fermentation. La multiplication rapide de l'élément virulifère, chez l'individu affecté, devinée longtemps avant d'avoir été constatée, et la transmission de ce même élément à un individu sain, offrent une ressemblance si frappante avec l'action du levain, que le Dr William Parr a adopté pour désigner les maladies infectieuses, le terme qualificatif de *zymotiques*.

« Robert Boyle, praticien anglais, qui consacra toute sa vie et ses grandes richesses à l'étude des sciences physico-chimiques par la voie expérimentale, écrivait, il y a plus de deux siècles, cette phrase mémorable : « Celui qui comprendra à fond la nature

---

(1) H. Gueneau de Mussy. *Aperçu de la théorie du germe-contage. De l'application de cette théorie à l'étiologie de la fièvre typhoïde.*

« des ferments et les fermentations, sera probable-
« ment, beaucoup plus que ceux qui l'ignorent, ca-
« pable de se rendre un compte clair de certaines
« maladies qui ne seront peut-être jamais complète-
« ment comprises sans qu'on pénètre dans la doc-
« trine des fermentations. »

Il a été donné à notre siècle et à notre patrie
de voir naître cet homme, et il semble que l'ho-
roscope tiré par Robert Boyle ait pressenti M. Pasteur.

En établissant l'identité des organismes ferments
avec les corpuscules suspendus dans les milieux qui
nous entourent, et en démontrant la ressemblance
avec d'autres organismes qui peuvent pénétrer dans
l'être vivant, en prendre possession et en opérer la
destruction, d'une manière analogue à celle dont les
ferments se comportent avec des liquides fermentes-
cibles, M. Pasteur a ouvert des voies inconnues jusqu'à lui. Ces travaux impérissables, comme les
appelle le professeur Tyndall, en ont engendré
d'autres qui viennent tous les jours les confirmer et
les étendre.

La difficulté est de ne pas s'égarer dans ces
voies et de ne pas y recueillir pour des vérités
réelles de simples apparences pouvant de loin faire
illusion.

Or, c'est ce qui devait arriver tout d'abord pour la

fièvre typhoïde de l'homme. En 1874, Klein annonça la découverte d'un organisme parasitaire spécifique, un champignon tout à fait semblable au crénothrix polyspora de Cohn ; cependant, deux ans ne s'étaient pas écoulés que Creighton démontrait que le prétendu microbe de Klein était tout simplement le résultat de la coagulation de liquides albumineux dans des conditions spéciales.

Sans parler davantage de Klein, un grand nombre de micrographes se sont livrés à la recherche du germe-contage de la fièvre typhoïde, mais, il faut le dire, sans grand succès jusqu'ici.

Letzerich (de Braunfels), R. Koch (de Berlin), Eberth (de Zurich), Klebs (de Prague), Guido Tizzoni (de Catane), Sokoloff, Fischel, Eppinger, Chonyakoff, ont décrit dans des termes souvent obscurs, toujours contradictoires, le microbe de la fièvre typhoïde de l'homme. Leurs différentes doctrines ont été fort bien exposées par le D' Jules Arnould (de Lille), dans un remarquable mémoire sur l'étiologie et la prophylaxie de la fièvre typhoïde.

C'est au savant professeur de Lille que nous empruntons la plupart des renseignements qui suivent sur la microbotanique de la fièvre typhoïde.

Letzerich a vu d'abord, en 1876, des *micrococci* tantôt isolés, tantôt en colonies, fort semblables à ceux de la diphthérie et de la pneumonie infectieuse ;

l'an dernier, il a signalé, dans les vésicules pulmonaires, des filaments avec spores (1).

Klebs a publié, en 1880, l'histoire d'un bacillus
typhosus, long, mince, sans segmentation ni ramifi-
cation, mais pouvant s'enrichir, à un moment donné,
de spores nombreuses et rangées sur une seule
ligne (2).

J. Eberth (3) a représenté, en 1880, des bacilles
grosses et courtes, parfois réunies bout à bout.

Pour le professeur de Zurich, le violet de méthyle
qui teint d'une couleur voyante les micro-organismes
au sein des putréfactions, ne colore que très faible-
ment les bactéries spéciales à la fièvre typhoïde : il a
attribué à cette particularité la valeur d'un signe
distinctif.

Sokoloff, en 1876, Fischel, en 1878, ont désigné
sous le terme de microcoques, des corpuscules sphériques disposés en amas, en colonies, dans l'épaisseur des glandes lymphatiques et surtout de la rate.

---

(1) Letzerich (L) : *Untersuchungen uber die morphologischen
unterschiede einiger pathogenen Schistomyceten* (Archiv f. expéri-
ment. Patholog. und Pharmak., XII, p. 331, 1880).

(2) Klebs (Edwin) : *Des Bacillus des adminaltyphus, und der ty-
phœse proces* (Archiv f. Patolog. und Pharmak., XII, p. 381,
1881).

(3) Eberth (C. Y.), *loc. cit., et neue untersuchungen über den
Bacillus des abdominaltyphus* (Archiv. f. patologische anatomie
und Phisiologie, Von Rud. Virchow, LXXXIII, p. 486, 1881).

La nature de ces corpuscules sphériques a été vivement contestée par Eberth.

Koch de Berlin professe que les bacilles allongées, vues par Klebs, ne sont que des bactéries banales développées à profusion dans un milieu rendu favorable par la présence d'autres bactéries plus spéciales. Robert Koch dit que les seuls et véritables microbes spécifiques sont les bacilles grosses et courtes d'Eberth. Mais, précisément, le micrographe berlinois conteste au professeur de Zurich la priorité de sa découverte, et déclare que lors de la publication d'Eberth, il possédait déjà depuis deux ans, des photographies dans lesquelles il est facile de reconnaître les organismes d'Eberth.

En 1881, M. Brautlecht (1) de Wendeburg, près Brunswick, a cru voir, à plusieurs reprises, des organismes qu'il considère, lui aussi, comme les parasites définitifs de la fièvre typhoïde, et qui se composent de filaments délicats, articulés d'abord, puis fragmentés en bâtonnets plus courts, qui se résolvent eux-mêmes en chapelets de cocci, lesquels s'éparpillent isolément ou en colonies peu nombreuses.

Qu'on nous permette de ne pas poursuivre d'avan-

---

(1) Brautlecht (J.), *Pathologenie bocteriaccen im trinkwasser bei épidemieen ron typhus abdominalis* (Virchow's, archiv., LXXXIV, p. 80, 1881).

tage l'analyse des travaux entrepris sur le germe-contage de la fièvre typhoïde de l'homme, desquels ne se dégage qu'un aveu d'ignorance.

Somme toute, la doctrine parasitaire, malgré les nombreux déboires que lui ont infligés des applications trop hâtives, a pour elle, en ce qui concerne la fièvre typhoïde, dans le monde scientifique, le courant de l'opinion; elle rallie, à coup sûr, la grande majorité des suffrages. Mais en face se trouve toujours l'école non parasitaire, soutenue avec éclat par Stich, Murchison et Chauffard.

Dans les premiers mois de 1877, Chauffard, au milieu d'une discussion mémorable, expliquait, devant l'Académie de médecine, sa défiance envers les doctrines parasitaires. Tout en affirmant la spécificité de la fièvre typhoïde, il proclamait « la possibilité de la réalisation de son agent spécifique dans l'économie, par la seule spontanéité de l'organisme dans certaines conditions ».

Non pas certes, que l'éminent professeur de pathologie générale se ralliât à la doctrine de la génération spontanée, mais il pensait que la putréfaction animale peut produire, sinon le microbe, du moins le poison de la fièvre typhoïde.

Nous avons vu que Stich, pour expliquer l'éclosion spontanée du mal, suppose que tout individu porte constamment en lui-même les matériaux d'un empoisonnement putride. Ce danger perpétuel est toujours neutralisé, dans l'état normal, par la mise en jeu de toutes les forces diverses de l'organisme, par la triple élimination cutanée, pulmonaire et intestinale. Mais en certaines circonstances, ces matériaux putrides peuvent déterminer une infection véritable : d'où la fièvre typhoïde.

Pour Murchison, il n'existe aucun rapport fatal entre un cas de fièvre typhoïde donné et les cas qui le précèdent. La maladie peut surgir en tous lieux, sans que son germe vienne nécessairement d'un premier typhique. Une série de cas successifs ou simultanés, dans un milieu donné, ne démontre en rien qu'il y a eu contagion. Souvent il est impossible de prouver l'importation pour le premier sujet frappé, et rien n'empêche d'admettre que les malades atteints consécutivement ont subi à leur tour l'influence locale qui s'est fait sentir d'abord chez un seul.

Murchison, après une série d'observations, termine par ces paroles : « Mon expérience personnelle m'a conduit à cette conclusion : que lorsqu'on voit la fièvre entérique naître dans un hôpital, il y a, en règle générale, quelque défaut radical dans les dispositions sanitaires, et que l'air et l'eau sont souillés par des matières excrémentielles en décomposition. »

Le médecin anglais professe que « le poison typhique se développe de toutes pièces dans les matières animales en voie d'altération putride, d'où le nom de fièvre *pythogénique* (née de la putréfaction), qu'il propose pour la dothinentérie. »

En résumé, Murchison donne à la fièvre typhoïde une origne non parasitaire, mais spécifique et fécale.

M. Jaccoud se rattache à l'opinion de Murchison.

Enfin, pour un certain nombre d'auteurs, la fièvre typhoïde ne dépend plus ni d'un microbe, ni d'un miasme, ni d'un poison, ni d'un agent spécifique quelconque : elle naît telle quelle dans l'organisme, sans travail morbide préalable ; elle peut être engendrée par la seule influence des conditions les plus banales, ordinairement comprises sous la dénomination des causes prédisposantes : l'âge, la fatigue, l'encombrement, etc. C'est ainsi que pour le professeur Peter, les individus surmenés peuvent trouver dans leur organisme délabré l'origine d'une *autotyphisation*.

Il y a six mois à peine, M. Lubanski (1) écrivait dans l'*Union médicale* que « l'étude de nos nombreuses épidémies démontre précisément la toute

---

(1) Juillet 1882, n°ˢ 91, 93.

puissance de la composition et de l'arrangement du milieu à l'exclusion de toutes les causes miasmatiques où l'on est tenu de chercher le germe, le fameux germe sans lequel il semble qu'il n'y ait plus de pathologie ».

Ainsi donc, toutes les théories seront venues s'attaquer à la pathogénie de la fièvre typhoïde, sans que le sphinx ait laissé deviner son énigme. Attendons. Nous sommes loin du siècle où Bagliari écrivait : *Ars tota in observationibus.* C'est de l'expérimentation qu'il faut attendre aujourd'hui la lumière, et l'on peut dire avec M. H. Bouley que la pathologie expérimentale est la source la plus féconde des connaissances précises en médecine, car c'est par elle que la certitude peut être substituée à la probabilité.

Mais sans escompter les promesses de l'avenir, enregistrant seulement les faits définitivement acquis, nous constatons qu'en médecine humaine, comme en pathologie vétérinaire, la contagion n'est pas douteuse ; que, d'un côté comme de l'autre, l'adolescence, l'acclimatement, l'encombrement, sont les circonstances adjuvantes les plus puissantes ; nous en concluons donc que les causes de la fièvre typhoïde de l'homme sont également celles de la fièvre typhoïde du cheval.

CHAPITRE II.

ÉTUDE COMPARATIVE DES SYMPTOMES.

Nous avons vu quels étroits rapports liaient l'étiologie de la fièvre typhoïde de l'homme à l'étiologie de la fièvre typhoïde du cheval.

Le parallèle de la symptomatologie est, si l'on peut dire, plus probant encore.

En comparant l'histoire clinique des deux affections, un observateur impartial ne peut refuser d'admettre que les cas typiques présentent une analogie frappante.

Chez l'homme, l'invasion de la fièvre typhoïde est graduelle, dans la plupart des cas. Les malades perdent peu à peu l'appétit et les forces ; ils deviennent tristes, abattus, éprouvent des frissons et ont parfois de la diarrhée ; il n'est pas rare d'observer chez eux des épistaxis.

Cet état, qui permet souvent aux malades de ne pas interrompre tout à fait leurs travaux ordinaires, peut se prolonger plusieurs jours.

N'est-ce pas un début analogue que nous avons observé chez le cheval? Perte d'appétit, perte de forces, marche chancelante, essoufflement rapide au moindre exercice, parfois épisaxis : tels sont les principaux traits que nous avons dû noter.

Mais déjà se montre la fièvre, et le rapprochement des deux courbes thermiques doit être pour nous d'un enseignement précieux.

Rappelons, en quelques mots, ce qui se passe chez l'homme. Le thermomètre, une fois que la fièvre a paru, reste toujours au-dessus de la normale ; mais l'ascension n'est pas brusque, la température s'élève graduellement d'un degré et demi chaque jour, avec une chute de quelques dixièmes le matin. Cette ascension par saccades est dite en escalier. On sait que c'est ordinairement vers le cinquième ou le sixième jour que la température atteint son maximum. Pendant la période d'état, le thermomètre oscille autour de 40 degrés variant seulement de quelques dixièmes du soir au matin. Dans les cas très graves, la température matinale est presque aussi élevée que celle du soir, de sorte que les oscillations sont très peu étendues, et que le tracé se rapproche de la ligne droite horizontale. C'est ordinairement du quinzième au vingtième jour que la déférvescence commence à devenir sensible. La température vespérale reste toujours plus élevée que celle du matin; mais l'une et l'autre vont chaque jour diminuant sur les degrés de la veille. Les températures du soir demeurent quelquefois très élevées au début de la défervescence, l'abaissement portant seulement sur le chiffre matinal.

La courbe thermique traduit la période de défervescence par des oscillations descendantes. Au bout d'une semaine environ, la chute de la fièvre est complète; le malade entre alors en convalescence.

L'application de la thermométrie à la fièvre typhoïde du cheval a donné déjà des résultats bien remarquables. Nous avons vu dans le chapitre des symptômes que la courbe est progressivement ascendante, puis stationnaire, puis progressivement descendante. Si nous les comparons à celle de l'homme, nous trouvons une identité complète; même nombre, même évolution, même durée des périodes; un seul point diffère : la courbe du cheval, dans son ensemble, est à une température plus élevée; mais remarquons que la température normale moyenne chez l'homme est 37°,5, tandis que la température du cheval est de 38°.

Pour mettre hors de doute l'analogie saisissante des tracés typhoïdes chez l'homme et chez le cheval, nous croyons devoir placer dans un même tableau la courbe de la dothinentérie de l'homme, empruntée à Wunderlich, et la courbe du cheval donnée par Zundel, d'après Schmidt.

L'appareil respiratoire est constamment atteint chez l'homme dans le cours de la fièvre typhoïde. Communément les malades toussent et rejettent des crachats grisâtres. Presque toujours, dit Grisolle, qu'il y ait ou non de la toux, on perçoit, en auscultant la poitrine, des râles sibilants et ronflants inégalement disséminés ou bien existant des deux côtés et dans toute la hauteur des poumons. Il est fréquent aussi de noter en arrière, vers le tiers ou le quart inférieure, des râles muqueux et sous-crépitants mêlés ou non aux runchus sonores dont nous venons de parler.

Si nous nous reportons à l'étude des symptômes du cheval, nous voyons que, chez lui comme chez l'homme, les poumons et les bronches sont toujours touchés. Accélération des mouvements respiratoires, toux, jetage muqueux, râles divers, surtout vers les parties déclives : tels sont les signes ordinairement observés, même en dehors de toute complication pulmonaire.

Depuis longtemps les vétérinaires ont décrit, comme les médecins, l'anorexie, la soif vive, la sécheresse et les fulginosités de la bouche, la rou-

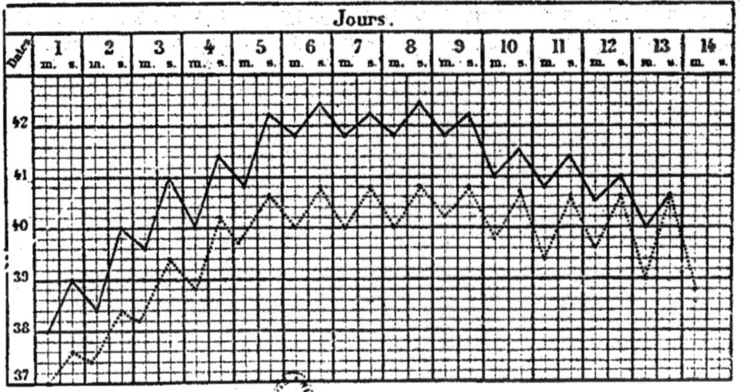

—— Courbe thermique de la fièvre typhoïde du cheval, d'après Schmidt.

.... Courbe thermique de la fièvre typhoïde de l'homme, d'après Wunderlich.

geur des bords de la langue et son racornissement,
ce qui a fait dire que la langue semble rôtie.
N'est-ce pas la langue sèche et dure, la langue de
bois, la langue de perroquet décrite par les médecins ?

La constipation chez le cheval et dans l'espèce humaine n'est pas rare au début, mais au bout de
quelques jours, la diarrhée se montre ; de part et
d'autre elle est constante, souvent abondarte ; les
selles peuvent être involontaires.

Nous avons vu que chez l'animal les matières fécales, d'un jaune verdâtre, sont extrêmement fétides ; ils semble qu'elles subissent dans le tube digestif un commencement de putréfaction ; c'est donc
absolument ce qu'on constate chez l'homme, mais
nous ne pouvons pousser plus loin le parallèle,
l'examen microscopique des selles typhoïdes du cheval n'ayant jamais été fait, du moins à notre connaissance.

La sensibilité de l'hypocondre, d'observation commune dans l'espèce humaine, se retrouve aussi chez
le cheval, mais elle n'est plus limitée à la fosse
iliaque droite ; elle semble plutôt également répartie
des deux côtés ; souvent elle est assez vive pour que
l'animal cherche à fuir la pression, malgré son état
apparent de torpeur.

Les médecins savent que les typhiques se plaignent

souvent de douleurs abdominales plus ou moins violentes ; il n'est pas rare de constater ce phénomène chez les chevaux malades.

Nous avons indiqué plus haut les caractères de l'urine dans la fièvre typhoïde du cheval. L'urine est rare et foncée dans le cours de la maladie, mais, au moment de la défervescence, une diurèse parfois énorme, peut tout à coup survenir sous forme de crise. Il en est de même chez l'homme.

D'après Murchison, le flux urinaire peut diminuer de moitié dans les huit ou dix premiers jours, et, dans la plupart des cas, la quantité n'augmente guère avant la convalescence. À cette époque, on peut voir les malades rendre jusqu'à trois litres d'urine en vingt-quatre heures. M. A. Robin (1) a établi, dans sa thèse, qu'on peut prévoir par les seuls caractères de l'urine, l'apparition prochaine du début de la chute fébrile.

Ces caractères sont l'augmentation subite et considérable de la quantité d'urine, sa teinte de plus en plus claire, l'abaissement de sa densité, l'augmentation de ses matériaux solides. Quand ces signes apparaissent, la défervescence est proche. On conçoit

----

(1) A. Robin. Th. inaug. 1876, Paris.

facilement toute l'importance d'une telle donnée pronostique.

M. Robin, dans les conclusions de sa thèse, a rapproché ces phénomènes critiques. La polyurie, dit-il, ne serait-elle pas chez le cheval comme chez l'homme, une crise éliminatrice ?

L'urée du cheval est toujours en excès. Il en est de même chez l'homme. Cependant certains auteurs, Parkes entre autres (2), admettent que la quantité d'urée peut être diminuée malgré l'intensité de la fièvre, sous l'influence de quelque inflammation locale. Nous n'avons pas trouvé de faits de ce genre chez les chevaux ; il y aurait pourtant là un curieux sujet d'étude.

L'acide urique est toujours augmenté chez le cheval typhique. Chez l'homme, la quantité peut être trois fois plus considérable. D'après Murchison, Handfield Jones (3) a même trouvé jusqu'à 7 gr. 20 d'acide urique excrétés en 24 heures, au dix-septième jour de la fièvre, alors que la quantité normale est seulement de 40 centigrammes.

Le chlorure de sodium est en diminution constante chez le cheval. Nous observons le même phénomène

----

(2) Parkes. *On urine*, 1860.
(3) Murchison, *loco citato*, p. 136

chez l'homme. La quantité quotidienne normale étant
de 2 grammes, on n'en trouve plus quelquefois que
des traces dans le cours de la fièvre typhoïde. Mais,
au moment de la convalescence, les matières inorga-
niques qui, pendant la période d'état, avaient subi
une diminution notable, remontent au chiffre normal, ou subissent même une augmentation plus ou
moins sensible. Ainsi, d'après Hutinel, le chlorure
de sodium pourrait atteindre 12 et 14 grammes.
Les phosphates deviennent aussi plus abondants, et
leur chiffre est d'autant plus élevé que la fièvre a été
plus grave.

La *leucine* et la *tyrosine* ont été parfois trouvées
dans l'urine des chevaux. De même chez l'homme,
Griesinger a pu l'isoler dans 12 cas sur 26; mais,
d'après le maître allemand, la leucine et la tyrosine
n'existent jamais que dans les formes graves. Nous
ignorons s'il en est de même chez le cheval.

Les urines sont albumineuses dans la dothi-
nenterie de l'homme; mais il est rare que le taux
de l'albumine devienne considérable.

L'*albumine* peut, comme dans les autres maladies
aiguës, n'être que le produit d'une simple congestion
rénale; parfois elle indique une véritable néphrite,
surtout quand elle est accompagnée de cylindres
hyalins. Nous avons vu l'importance qu'attribue le
professeur Bouchad à sa rétractilité.

Quand l'albumine survient pour la première fois à une période avancée, dans la quatrième ou cinquième semaine, elle est presque toujours d'un pronostic défavorable, soit qu'elle annonce une complication grave, telle qu'une pneumonie, soit qu'elle caractérise le début d'une véritable maladie de Bright.

Ici encore l'analogie est frappante. La présence de l'albumine est souvent constatée chez le cheval, et les recherches cliniques ont montré, depuis longtemps, que l'albumine, qui peut être simplement le résultat d'une hypérémie rénale, paraît quelquefois provenir de lésions plus profondes et plus graves (1).

---

(1) Pour rendre la comparaison plus facile nous avons résumé, dans un tableau synoptique, les caractères des urines typhiques chez le cheval et chez l'homme, d'après les analyses de M. A. Robin :

	HOMME :	CHEVAL :
1° *Couleur*.	Bouillon de bœuf à reflets rougeâtres et verdâtres plus ou moins accentués.	Jaune foncé rougeâtre à reflets hémaphéiques.
2° *Aspect et consistance*.	Urine trouble, moins tenue qu'à l'état normal.	Urine très trouble et très visqueuse.
3° *Quantité*.	Diminuée pendant la période d'état : 1038 c. cubes au lieu de 1250 c. moyenne de l'état normal ; augmentée pendant la convalescence.	Diminuée pendant la période d'état, augmente pendant la convalescence.

Nous avons signalé comme un phénomène fréquent la purulence des urines dans la fièvre typhoïde du cheval.

M. A. Robin, qui l'a étudiée le premier dans la

	HOMME :	CHEVAL :
4° *Densité.*	Augmentée de 1020 à 1030, au lieu de 1018 à l'état normal.	Augmentée de 1035 à 1039.
5° *Odeur.*	Fade, souvent herbacée, surtout vers le déclin.	De foin très aromatique.
6° *Réaction.*	Acide.	Acide.
7° *Sédiments.*	Par ordre de fréquence : urates d'ammoniaque, de soude ; acide urique ; flocons purulents ; graisse, phosphate ammoniaco-magnésien. — Sang. — Indigose rare. — Cylindres rares. — Oxalate de chaux absent.	Oxalate et oxalurate de chaux en grande quantité ; acide urique ; carbonate de chaux ; phosphate tribasique ; urate d'ammoniaque ; globules sanguins, cellules épithéliales provenant des voies urinaires.
8° *Mucus.*	Augmenté.	Augmenté.
9° *Urée.*	25 grammes en moyenne (Robin). — Vogel et Murchison sont arrivés à 62,5 et 78 gr.	26 grammes. Dans un cas 60 grammes.
10° *Acide urique.*	Augmenté dans 70 p. 100 des urines.	Très abondant.
11° *Matières extractives.*	Presque toujours augmentées.	Augmentées.

dothinentérie de l'homme, l'attribue à une pyélo-
néphrite catarrhale. Or, nous avons vu que ces
lésions étaient souvent observées chez les animaux
qui succombent à la fièvre typhoïde.

	HOMME :	CHEVAL :
12° *Albumine.*	Constante pendant toute la durée de la période d'état et la plus grande partie de la période d'augment. — Rarement très abondante.	Assez abondante.
13° *Sucre.*	Absent.	Absent.
14° *Chlorure.*	Très diminué.	Diminué : $0^{gr},60$ à $0^{gr},80$.
15° *Acide phosphorique.*	Diminués, 1 gr. 10 en moyenne.	Diminué : 0,50 en moyenne.
16° *Phosphate terreux.*	Diminué.	Diminué.
17° *Oxalate de chaux.*	Absent.	Abondant.
18° *Urohématine.*	Diminuée dans la période d'état, mais augmentation progressive dans la défervescence.	Assez augmentée.
19° *Idican.*	Constant. — Paraît d'autant plus abondant que la diarrhée est plus considérable et la tendance à l'algidité plus prononcée.	Très considérable.
20° *Hémophéine.*	Absente.	Traces.
21° *Uroérythrine.*	Absente.	Absente.

Chez l'homme et chez le cheval, les organes des sens sont souvent lésés.

Les manifestations oculaires paraissent plus fréquentes chez le cheval, qui, souvent, présente les signes évidents de la conjonctivite. Les cas d'amaurose sont, de part et d'autre, des raretés pathologiques; à peine en est-il parlé dans les auteurs vétérinaires. De son côté, Griesinger n'en connaît que trois exemples chez l'homme et déclare même n'en pas connaître la nature.

On constate facilement en soignant un cheval typhique que l'ouïe a perdu sa finesse; mais, si les accidents oculaires sont plus fréquents chez le cheval, les phénomènes auditifs paraissent, au contraire, plus communs chez l'homme. D'après Griesinger, la dureté de l'ouïe, qui survient généralement avec la stupeur, doit être considérée, moins comme une perturbation nerveuse que comme un catarrhe de la trompe d'Eustache et de l'oreille moyenne. Cette otite, chez l'homme, peut se transformer, s'aggraver, donner lieu à la thrombose des sinus, à la pyémie, à l'érésipèle, à une surdité persistante, quelquefois même à la carie du rocher. Nous n'avons jamais rien vu d'analogue chez le cheval.

On sait que chez l'animal malade les alternatives rapides de chaleur et de froid, les écarts de température dans les différentes régions du corps, sont des signes d'un mauvais augure ; il en est de même en pathologie humaine. Mais, de part et d'autre, une sueur franche, chaude, sans être trop abondante et coïncidant avec une rémission fébrile, est justement regardée comme une crise favorable.

Nous avons dit que les crins des chevaux typhiques s'arrachaient avec la facilité la plus grande. Ce phénomène n'est-il pas jusqu'à un certain point comparable à l'alopécie, assez commune chez l'homme, à la suite de la fièvre typhoïde.

Les médecins décrivent dans la dothinentérie de l'homme un certain nombre d'éruptions : taches rosées lenticulaires, taches ardoisées, sudamina, pétéchies.

Les taches rosées, sans être spécifiques, ont chez l'homme une grande importance au point de vue du diagnostic. L'abondance de l'éruption varie beaucoup ; tantôt on ne compte que trois ou quatre taches rosées sur la paroi de l'abdomen, tantôt ces taches s'observent en très grand nombre, non seulement sur le tronc, mais encore à la racine des membres. Chez le cheval, ces taches lenticulaires sont absolument inconnues. Est-ce à dire pour cela qu'elles n'existent pas ? Non, sans doute. Mais on conviendra qu'il est au moins difficile de les distinguer sous la robe du cheval, quand sur la peau de l'homme il n'est pas toujours aisé de les reconnaître.

Les taches ombrées, les pétéchies cutanées, dont l'existence est certaine, ne sont cependant guère plus connues cliniquement que les taches lenticulaires rosées; toutefois, les éruptions miliaires, d'une constatation plus facile, ont été souvent observées.

Dans la forme commune de la dothinentérie de l'homme, les désordres cérébro-spinaux sont constants. Les douleurs erratiques, les cauchemars, l'insomnie, l'apathie intellectuelle, tels sont les premiers effets de la perturbation nerveuse. Un peu plus tard, du septième au dixième jour, d'après le professeur Jaccoud, apparaît le délire.

Le plus souvent ce n'est qu'un délire paisible et monotone. Pendant le jour, le malade reste apathique, entre le sommeil et la veille; vers le soir, il s'agite un peu, murmure des paroles incohérentes. Cet état persiste toute la nuit jusqu'au retour du jour; alors le sommeil l'emporte, et le malade retombe stupide (τῦφος) dans sa somnolence tranquille.

Dans certains cas, les conceptions délirantes sont assez intenses pour provoquer, par une réaction motrice, des gestes, des soubresauts, des mouvements plus ou moins énergiques, qui nécessitent une surveillance rigoureuse.

Parfois, enfin, le délire est furieux. Sous une impulsion que rien ne peut suspendre, le malade crie, se débat, se lève, et devient un danger pour lui comme pour ceux qui l'entourent. Avec ces formes violentes de délire coïncident souvent d'autres phénomènes spasmodiques : soubresauts de tendons, convulsions passagères des muscles de la face, grincement de dents, tremblement des jambes, secousses momentanées de tout le corps, contractures partielles. Voilà, dans ses points les plus saillants, l'ensemble des désordres nerveux qu'on observe chaque jour chez l'homme.

Les troubles cérébro-spinaux sont-ils différents chez le cheval? On a pu voir plus haut que chez lui aussi l'innervation est souvent et profondément altérée dès le début.

Dans la plupart des cas, la somnolence est profonde, continue. On peut piquer la peau sans provoquer la moindre réaction; la sensibilité paraît presque abolie; mais, selon l'expression de Zundel, il y a plutôt abolition de la perception qu'anesthésie véritable. D'autrefois, de courts moments de surexcitation succèdent à la stupeur ordinaire : l'animal s'agite, gratte le sol, trépigne. On peut observer alors des grincements de dents, des convulsions de la face, de l'encolure, des grassets, des muscles du poitrail et de l'abdomen; puis tout s'arrête, et le cheval retombe dans cet état torpide dont rien ne peut le tirer.

Ainsi donc, partout dans l'étude clinique, l'analogie est frappante. Courbe thermique, état général, localisations broncho-pulmonaires, manifestations du tube digestif et de l'appareil circulatoire, état cérébro-spinal : tout est identique.

Et cependant, nous pouvons poursuivre encore plus loin le parallélisme des manifestations cliniques de la fièvre typhoïde chez le cheval et chez l'homme.

La forme thoracique, la forme muqueuse, les formes nerveuses, les formes latentes elles-mêmes et les formes abortives, connues depuis longtemps des médecins, trouvent leurs analogues dans la pathologie hippique.

De même en est-il des complications si nombreuses de la fièvre typhoïde. Les laryngites, ulcérées ou non, l'œdème de la glotte, les broncho-pneumonies, les pneumonies lobaires, la gangrène du poumon, en un mot, toutes les complications de l'appareil respiratoire sont aussi bien connues des vétérinaires que des médecins.

Les angines, les abcès du pharynx s'observent aussi souvent chez le cheval que dans l'espèce humaine.

Nous avons mentionné la fréquence des parotidites chez le cheval. Des complications analogues s'observent aussi souvent chez l'homme. Ces parotidites se montrent d'ordinaire vers le déclin de la maladie, et semblent quelquefois constituer une crise favorable (Chomel).

Il n'est pas rare non plus de les voir survenir au milieu de la convalescence.

La pathogénie de ces lésions a souvent exercé la sagacité des médecins.

Piorry (1) professait que ces parotidites secondaires sont moins l'expression de l'état général que le résultat d'une ulcération ou d'une oblitération du canal excréteur de la glande.

Schuzenberger (2), comme Piorry, les rattache aux altérations locales. Pour lui, la présence de fuliginosités sur les lèvres, la langue et les gencives, peut déterminer sur la muqueuse de la bouche une inflammation capable de se propager jusqu'à la parotide, par le conduit de Stenon (comme la surdité des typhiques doit se rattacher le plus souvent à des inflammations de la caisse, provenant du pharynx par la trompe d'Eustache).

Le P. Crocq (3), dans un récent travail, soutient aussi cette opinion.

Griesinger, moins absolu, admet tantôt la stomatite, tantôt la métastase.

------

(1) Piorry, *Traité du diagnostic.*
(2) Schuzenberger, *Gazette médicale de Strasbourg,* 1872.
(3) Crocq, *Journal médical de Bruxelles,* janvier 1871.

Enfin, Libermeister (1) attribue la genèse de cette complication à une dégénérescence de la glande, produite par l'hyperthermie.

La gangrène des téguments et des muqueuses, les ruptures musculaires, ne sont pas moins connues des médecins que des vétérinaires.

Les entérorrhagies peuvent également se rencontrer dans la fièvre typhoïde du cheval ; le plus souvent elles surviennent vers la période d'état, et s'accompagnent d'une chute remarquable de la température ; elles aggravent considérablement le pronostic. Ces hémorragies de la muqueuse intestinale sont d'ailleurs très fréquentes. Nous n'avons pas de statistiques à fournir ici ; mais elles sont certainement plus rares que chez l'homme, où Louis les a trouvées dans la proportion de 6 p. 100, et Murchison dans la proportion de 16,6 p. 100.

----

(1) Libermeister, Ziemssen's. Handbuch, 1874.

CHAPITRE III.

Le rapprochement des altérations anatomiques chez l'homme et chez les animaux morts de fièvre typhoïde est un des points les plus intéressants de cette étude. Comme l'a dit si judicieusement le professeur H. Bouley (1), dans ses leçons du Muséum, l'étude comparée des lésions constatables dans une maladie commune à différentes espèces peut conduire à des résultats d'une extrême importance au point de vue de la signification qu'il convient de leur attribuer.

Chez l'homme et chez le cheval, les lésions principales de la fièvre typhoïde s'attaquent aux organes

-----

(1) *Loco citato*, p. 23.

de l'hématopoïèse; par suite, l'altération du sang devient pour ainsi dire fatale. Constantes dans leur existence, ces lésions essentielles présentent cependant dans leur marche et leur intensité, des différences en rapport avec la longueur et la gravité de l'affection. Les désordres divers que révèle habituellement l'autopsie dans les autres organes peuvent faire défaut; on a donc le droit de les considérer comme accessoires et contingents.

Pour comparer avec plus de profit les matériaux fournis par les deux pathologies, nous procéderons comme nous l'avons fait jusqu'ici, système par système, appareil par appareil.

Chez l'homme comme chez le cheval, les voies respiratoires sont toujours atteintes.

Les vétérinaires, qui ne considèrent la fièvre typhoïde que comme une gastro-entérite, reconnaissent néanmoins qu'il existe toujours une phlegmasie sympathique des organes de la respiration (Hurtrel d'Arboval).

Le larynx, la trachée, les bronches, sont le siège d'un catarrhe qui peut envahir jusqu'aux ramifications les plus fines; leur muqueuse est rouge et recouverte d'une sécrétion visqueuse.

Les pathologistes ont décrit depuis longtemps les ulcérations du larynx liées à la dothinentérie. Elles ont été l'objet de nombreux travaux, tant au point de vue de leur gravité clinique qu'à celui de leur nature.

Ces lésions sont surtout fréquentes près de la jonction postérieure des cordes vocales. Souvent elles sont surperficielles, mais elles peuvent être assez profondes pour entamer et détruire les cartilages sous-jacents. Ces ulcérations paraissent plus ou moins fréquentes, suivant les épidémies. Sur 11 autopsies de typhiques, Griesinger les a trouvées 31 fois, soit dans une proportion de 26 pour 100.

Or, des lésions tout à fait analogues s'observent dans la fièvre typhoïde du cheval. L'épiglotte, les ventricules peuvent être criblés d'ulcérations plus ou moins profondes, intéressant même parfois les cartilages.

Enfin, de même que les médecins ont signalé l'œdème de la glotte, les vétérinaires ont décrit l'infiltration, les abcès des poches gutturales.

Chez l'homme comme chez le cheval, la règle est de trouver, dans le poumon, de la congestion passive ou de l'œdème.

Nous avons vu plus haut qu'il n'était pas rare d'observer chez le cheval, dans le cours d'une affection typhoïde, les signes et les lésions manifestes de la pneumonie lobaire ou lobulaire.

Or, chez l'homme, la pneumonie n'est guère moins commune. Murchison l'a notée dans 13 cas sur

100; Flin, 12 sur 73. Elle peut être lobaire ou lobulaire et peut se terminer, soit par résolution, soit par abcès, soit plus rarement par gangrène.

La pleurésie n'est pas rare chez l'homme : sur 10 autopsies de fièvre typhoïde, Griesinger a trouvé 6 fois des épanchements de lymphe ou des adhérences récentes. Dans 19 cas sur 46, Louis a trouvé une quantité plus ou moins grande de liquide séreux et rougeâtre dans la cavité pleurale.

Les faits ne sont pas moins communs chez les chevaux. Souvent on constate des points d'adhérence entre la plèvre pariétale et la plèvre viscérale; mais il est beaucoup moins fréquent de trouver une quantité notable de liquide, qui est d'ailleurs toujours au même niveau de chaque côté, à cause de la communication des plèvres.

Si l'on se reporte à la description que nous avons faite des lésions observées par les vétérinaires dans l'appareil circulatoire, on peut facilement se rendre compte de leur similitude avec les lésions décrites dans l'espèce humaine.

Le tissu musculaire du cœur est mou, pâle et ramolli. C'est bien, dans un cas comme dans l'autre, la dégénérescence granuleuse ou cireuse décrite par Zenker et plus tard par Hoffmann.

Les lésions de l'endocarde et du péricarde sont, dans les deux cas, parfaitement analogues.

L'examen du sang chez le cheval typhique, révèle comme faits principaux : la diminution de la fibrine ; l'augmentation puis la diminution des leucocytes ; enfin l'altération quantitative et surtout qualitative des hématies.

Ces caractères fondamentaux, nous les retrouvons dans les analyses faites chez l'homme.

En effet, la fibrine est diminuée, le sang est plus fluide. D'après Malassez et Brouardel, la proportion des leucocytes est augmentée pendant le premier septenaire, mais cette leucocytose disparaît au moment de l'ulcération des plaques de Peyer.

Notons enfin l'abaissement du chiffre des globules rouges et par suite, de l'hémoglobine, dans la période avancée de la maladie.

Chez l'homme et chez le cheval, on a pu constater, même pendant la vie, un très grand nombre de bactéries (*bacterium punctum*, *bacterium catenula*, etc.), mais ces organismes n'ont rien de spécial à la fièvre typhoïde.

Les lésions comparées du foie, des reins, de la rate, des muscles et des centres nerveux, présentent l'analogie la plus complète, et nous croyons inutile d'en parler davantage.

En somme, nous n'avons trouvé jusqu'ici, dans notre étude parallèle, que des points de ressemblance, sans une contradiction. Mais nous arrivons à l'examen des lésions intestinales, et devant l'ensemble des faits observés nous ne pouvons que formuler les propositions suivantes : *La muqueuse intestinale est toujours atteinte chez l'homme comme chez le cheval, mais les ulcérations, qui sont la règle chez l'homme, sont l'exception chez le cheval.*

Voyons cependant si cette différence d'intensité dans les lésions du tube digestif doit être une raison suffisante pour refuser à la maladie du cheval que nous exposons en ce moment, le nom de fièvre typhoïde.

Tout d'abord la question doit être limitée. Nous n'avons pas à faire entrer en ligne de compte les cas décrits par les auteurs vétérinaires, avec raison sans doute, sous la dénomination générale d'affections typhoïdes, mais qui, en réalité, ne sont pas la fièvre typhoïde du cheval. Telles sont la pneumonie, la granulie à forme typhoïde, l'influenza, le typhus. Ces nombreux cas éliminés, nous obtenons certainement une réduction notable dans la disproportion que nous venons de signaler. D'autre part, nous avons vu, en faisant l'étude de l'anatomie pathologique, que l'intestin grêle, dans la fièvre typhoïde du cheval, ne reste jamais sain. Les autopsies que nous avons pratiquées nous ont maintes fois montré que les glandes de Peyer, tuméfiées, saillantes, sont enfermées dans une zone noirâtre indurée. C'est du reste la règle générale, et nous le répétons en nous appuyant sur les témoignages de Zundel, de Sanson, de Fischer. Dans la généralité des cas, dit Zundel, les plaques de Peyer, considérablement hypertrophiées, sont entourées d'une auréole rouge noirâtre. Or, dans le *Traité d'anatomie pathologique* du professeur Laboulbène, nous trouvons, presque dans les mêmes termes, la description des lésions correspondantes chez l'homme : « Au début, le follicule grossit, forme une tumeur arrondie, d'un gris blanchâtre, avec une auréole rouge, due à une hypérémie marquée des vaisseaux entourant le follicule (1). »

Les ulcérations du tube intestinal sont rares, mais elles existent. Sans parler des différents cas que nous avons observés nous-même, rappelons que Palat, devant la Société centrale de médecine vétérinaire, déclarait, au mois d'août 1881, qu'il avait pu voir à Bourges de très belles ulcérations intestinales sur un cheval mort de fièvre typhoïde, après un mois de séjour à l'infirmerie. Le médecin du régiment les avait trouvées tout à fait identiques à celles que l'on rencontre chez l'homme.

Rappelons aussi l'observation d'ulcérations intestinales qu'a bien voulu nous communiquer M. Ca-

---

(2) Laboulbène. *Anat. path.* J.-B. Baillière, 1879, p. 172.

pon, vétérinaire principal. MM. Bouley, Duplessis,
Budelot, Salle, etc., etc., ont aussi enregistré des cas
d'ulcérations. Vallon déclare les avoir trouvées sur
un quart des chevaux morts, et toujours à partir du
septième jour. Zundel dit qu'on voit autour d'elles
la muqueuse saine comme taillée à pic, avec un
bord un peu calleux; elles peuvent même atteindre la
tunique musculaire, déterminer des hémorragies,
produire des ulcérations et amener des péritonites,
comme l'ont vu Loiset, Falke, Palat, etc.

Cette altération de la muqueuse intestinale est
donc, quand elle existe, en tous points comparable à
la lésion principale de la dothinentérie de l'homme,
et c'est ainsi que le comprennent Falke (1), Denis
Lambert (2), Loiset (3), Lieutard (4), Signol (5), etc.

Pour nous résumer, dans la fièvre typhoïde du
cheval, l'hypérémie des glandes de Peyer est constante; mais leur ulcération est rare.

Quelle est la raison de cette dissemblance avec les
lésions observées chez l'homme?

Il est difficile de le dire; mais il n'y a pas plus de

---

(1) Falke. *Des typhus.* Iéna, 1840.
(2) Denis Lambert. *De la fièvre typhoïde du cheval,* 1848. Paris.
(3) Loiset. *Maladies typhoïdes,* 1853. Lille.
(4) Lieutard. *Maladies typhoïdes,* 1853. Lyon.
(5) Signol. *Études classiques,* 1858. Paris.

raison pour accuser le génie morbide, la nature
même du mal, plutôt que les conditions anatomiques
ou physiologiques de l'organisme sur lequel évolue
le processus. En effet, n'est-il pas possible que la
rareté des ulcérations sur l'intestin du cheval trouve
sa raison d'être dans la puissance étonnante de son
tube digestif, la solidité de la muqueuse; peut-être
aussi dans la nature, l'uniformité du régime, et enfin
dans l'évolution plus rapide du mal.

Chez l'homme, au contraire, la variété de l'alimentation, l'ingestion de produits souvent nuisibles,
l'instabilité, les écarts du régime, ne peuvent-ils pas
avoir pour résultat de rendre l'intestin plus irritable,
d'en affaiblir l'énergie fonctionnelle et de le prépa-
rer à tous les genres d'altérations ?

Portant plus haut la discussion, nous devons nous
demander quelle est, au point de vue de la pathologie générale, la valeur réelle des ulcérations typhiques de l'intestin grêle ?

Nous ne sommes plus à l'époque où la fièvre
typhoïde, considérée comme une maladie primitive
et simple, portait les noms de gastro-entérite (Broussais), de fièvre entéro-mésentérique (Petit et Serres),
d'entérite folliculeuse (Forget).

On professait alors que tous les symptômes de la
dothinentérie (ἐλθτιγν, bouton; εντερον, intestin), dé-
pendent de la lésion de l'intestin, et qu'ils sont le ré-

sultat de la résorption des produits de putréfaction développés à la surface de l'ulcère ; mais cette théorie n'a plus aujourd'hui qu'une importance historique. Les travaux modernes ont mis la dothinentérie dans la classe des fièvres, à côté du typhus, de la fièvre jaune et des fièvres éruptives.

La lésion de l'intestin, dit Grisolle (1), ne constitue pas toute la maladie. L'inflammation des plaques de Peyer, ou l'entérite folliculeuse, l'iléo-typhus des auteurs allemands, n'est qu'une partie de la fièvre typhoïde (Laboulbène) (2). Griesinger (3) insiste sur ce fait que la lésion morbide intestinale est quelquefois à peine soupçonnée. D'après lui, l'intensité des symptômes généraux n'est point en proportion directe avec son développement et son étendue. Les symptômes typhoïdes existent avant l'ulcération des glandes, et s'observent encore lorsque l'infiltration a subi sa période régressive.

« Parfois, dit le professeur Laboulbène, une ou deux ulcérations se montrent. » Comme preuve à l'appui, nous trouvons dans son *Anatomie pathologique* l'observation d'une jeune femme morte d'une perforation de l'intestin dans le cours d'une fièvre

---

(1) Grisolle. *Path. int.*, t. I, p. 61.
(2) Laboulbène, *loco citato*, p. 168.
(3) Griesinger, 288.

typhoïde, et chez laquelle l'autopsie ne révéla qu'une seule ulcération.

« Femme, 22 ans, morte de péritonite aiguë, en
« vingt jours, d'une fièvre typhoïde. L'intestin grêle
« montre des plaques de Payer offrant une forte
« saillie, mais non fortement atteintes; une seule
« plaque sur un des points juxta-marginaux, est le
« siège d'une perforation.

« Les follicules clos sont saillants, plus gros qu'à
« l'état normal, mais aucune d'eux n'est ulcéré. »

Grisolle dit qu'il a vu souvent la mort survenir, bien qu'il n'y eût que deux ou trois plaques malades. Son traité de pathologie contient même une observation remarquable qui le force à reconnaitre que la lésion de l'intestin n'est pas indispensable pour caractériser la fièvre typhoïde.

Chomel, avant Grisolle, avait été conduit a des conclusions analogues. Il avait d'ailleurs été confirmé dans son opinion par les faits d'Andral et de Louis (1).

En 1873, MM. J. Cazalis et J. Renault (2) ont observé à Paris deux cas de fièvre continue avec

---

(1) Voir l'observation 52 dans le Traité Louis, et l'observation 63 dans la Clinique Andral, t. I, p. 300.

(2) Observations pour servir à l'histoire des affections typhoïdes. (*Archives de physiologie normale et pathologique*, 1873, p. 226.)

développement complet de symptômes typhoïdes. A l'autopsie, qui eut lieu le douzième jour, ils furent extrêmement surpris de trouver une inflammation assez intense, mais sans aucune altération des plaques de Peyer.

Il résulte clairement de tout ceci, que l'ulcération de l'intestin n'est pas absolument nécessaire, même chez l'homme, pour constituer la fièvre typhoïde. Nous croyons donc pouvoir dire qu'elle n'est pas nécessaire non plus chez le cheval, où, du reste, elle est loin d'être inconnue, malgré sa rareté relative.

Ainsi la somme considérable de documents que la pathologie comparée a pu nous fournir, montre, par le rapprochement des causes, des signes et des lésions que les deux maladies, dans leurs détails cliniques et anatomiques, comme dans leur allure générale, présentent l'analogie la plus grande. Mais, la transmission du mal de l'homme au cheval et du cheval à l'homme n'étant pas démontrée, il est impossible de dire que les deux fièvres ne sont qu'une seule et même maladie. Or, il y a quarante ans, Denoc, avec une intuition singulière, s'exprimait en des termes tels que nous n'en trouvons pas de meilleurs pour formuler la pensée qui se dégage de son travail.

« Si on se forme une idée trop exclusive; si on ne

« veut voir de fièvre typhoïde que dans l'éruption
« boutonneuse de l'intestin et dans l'ulcération des
« follicules de Bruner et de Peyer ; si, en dehors de
« ces lésions, on ne veut voir que des complica-
« tions, on pourra concevoir des doutes sur l'ana-
« logie que je vais chercher à établir ; mais, si,
« dégagé de toute idée systématique, on étudie un
« à un les symptômes, si on les groupe, si on les
« compare ; si, après cette étude, on étudie dans le
« même ordre les lésions morbides, on sera obligé
« d'admettre que la maladie que nous décrivons est
« une maladie thyphoïde, sinon identique, du moins
« analogue à celle que l'on désigne chez l'homme
« sous le nom de dothinentérite ou fièvre ty-
« phoïde. »

INDEX BIBLIOGRAPHIQUE.

Arloing. .... Communication sur les inoculations de la fièvre typhoïde du cheval. 1882.

Arnal. .... De l'affection typhoïde. 1859.

Aubry. .... Étude sur une épizootie de l'espèce chevaline. 1838.

Baillif. .... Mémoire sur une affection enzootique catarrhale et typhoïde. 1856.

Beugniet.. .... Emploi du carbonate de fer dans le traitement des affections typhoïdes.

Bizot. .... Traitement des maladies du cheval de troupe, *Journal de médecine vétérinaire militaire.* 1867.

Boiteux .... De la contagion de l'affection typhoïde du cheval. 1860.

Bouley. .... Il y a des affections typhoïdes chez le cheval. 1867.

Cauvet. .... Unité des affections typhoïdes. 1870.

Charlier .... Notice sur la maladie épizootique qui sévit actuellement sur les chevaux du département de la Marne.

Clichy. .... Mémoire sur la gastro-entérite des animaux domestiques. 1838.

Dac .... Mémoire sur la fièvre typhoïde du cheval. 1850.

Damalyse et Reynal. .... Description d'une affection particulière.

Dehan .... Épizootie sur les chevaux de l'arrondissement de Lunéville. 1836.

Delafond .... Note sur une maladie qui règne épizootiquement sur les chevaux de quelques parties de la France. 1811.

Delorme. .... Considérations sur la gastro-entérite épizootique qui a régné sur les chevaux en 1851.

Deloupy .... Notice sur une maladie qui règne dans la contrée de Bazès (Aude). 1843.

Denis Lambert ... De la fièvre typhoïde du cheval. 1848.

Denoc .... De la fièvre typhoïde chez le cheval. 1843.

Dupuy .... Sur les formes des affections vertigineuses. 1826.

Gaube .... Affection enzootique observée sur les chevaux indigènes de l'armée d'Afrique. 1850.

Genée (Pierre) ... Mémoire sur une maladie vertigineuse épizootique, 1857.

Gillet. .... Mémoire sur les affections typhoïdes. 1849.

Girard père ..... Harthrel d'Arboval, Huzard, Leblanc, Rainard, Rodet. Sur la gastro-entérite. 1825.

Girard fils ...... De l'emploi de l'essence de térébenthine dans les affections dites typhoïdes du cheval. 1859.

Gourdon, ... Nouvelles considérations sur les affections typhoïdes du cheval. 1850.

Goux .... Enzootie sur les chevaux, 1846.

Jourdier .... Mémoire sur une maladie enzootique qui a sévi au 4ᵉ d'artillerie, sur les chevaux des remontes éventuelles, en 1848-1849 (1852).

Knoll.......... Mémoire sur l'influenza des chevaux. 1859.

Lafosse .... Maladie du sang ayant de l'analogie avec les affections vertigineuses. 1840.

Lafosse .... Lésions intestinales simulant celles de la fièvre typhoïde de l'homme. 1856.

Leblanc .... Maladie épizootique, apoplectique et de nature charbonneuse. 1860.

Leblanc .... Quelques mots sur ce que l'on appelle la fièvre typhoïde du cheval. 1861.

Liautard........ Des maladies typhoïdes qui attaquent spécialement les chevaux de l'armée. 1853.

Loiset .... De l'affection typhoïde dans l'espèce chevaline et de ses rapports avec la fièvre typhoïde de l'homme. 1854.

Louchard........ Enzootie sur les chevaux d'artillerie, à Toulouse. 1838.

Mégnin.......... Affections typhoïdes. 1866.

Mitaut......... Maladie d'installation.

Mottet......... Contagion de l'affection typhoïde. 1859.

Mouchot .... Caractère contagieux de l'affection typhoïde du cheval; son rapprochement avec la fièvre typhoïde chez l'homme par ses lésions intestinales. 1866.

Moulin......... Fièvre typhoïde. 1841.

Prange .... Mémoire sur la gastralgie chez le cheval, maladie plus particulièrement connue sous le nom de fièvre typhoïde. 1859.

14

Renault............ Maladie avec altération du sang, avec
tendance à l'extravasation. 1832.

Rey.............. Maladie enzootique observée sur les
chevaux. 1852.

Rougieux........ Mémoire sur la fièvre typhoïde du cheval. 1859.

Saint-Cyr....... La fièvre typhoïde devant la Société
centrale. 1859.

Salles........... Mémoires sur les affections typhoïdes.
1862-66-81.

Sanson.......... De la diathèse typhoïde du cheval et
de ses manifestations ordinaires dans
l'armée. 1856.

Signol.......... Études cliniques sur une affection du
cheval encore à classer. 1858.

Vallon.......... Affection typhoïde du cheval observée
en Afrique, 1845-52. (1857).

Vilain (A)........ Observations sur une enzootie qui a
sévi sur les chevaux du régiment des
guides, 1862.

TABLE DES MATIÈRES

Paris. — Imprimerie L. Baudoin et Cⁱᵉ, rue Christine, 2.

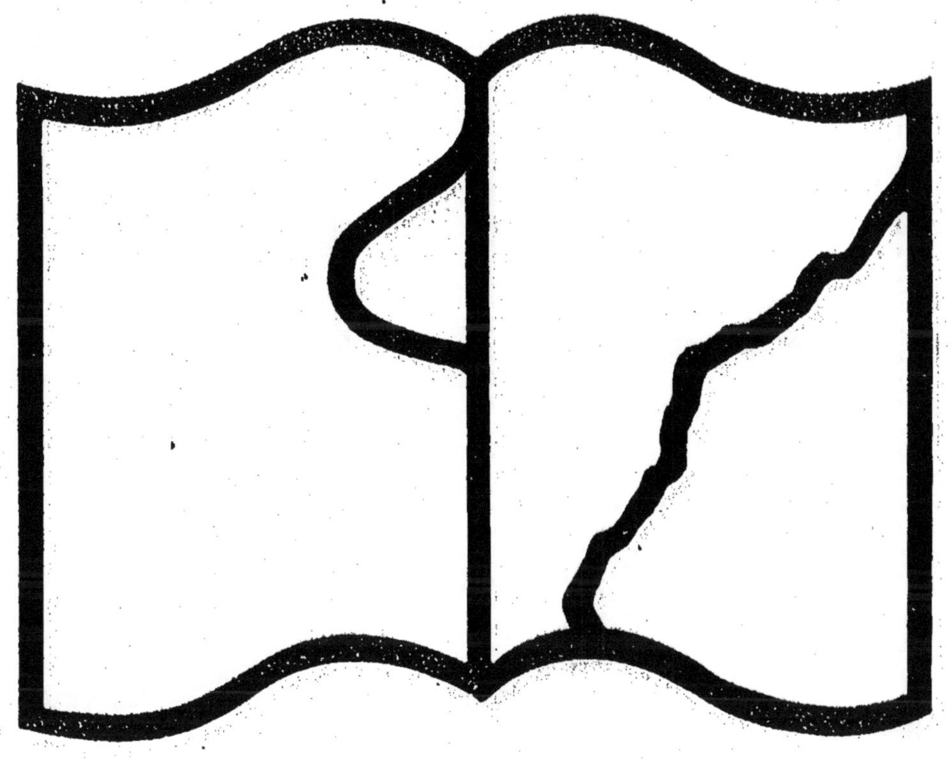

Texte détérioré — reliure défectueuse

NF Z 43-120-11

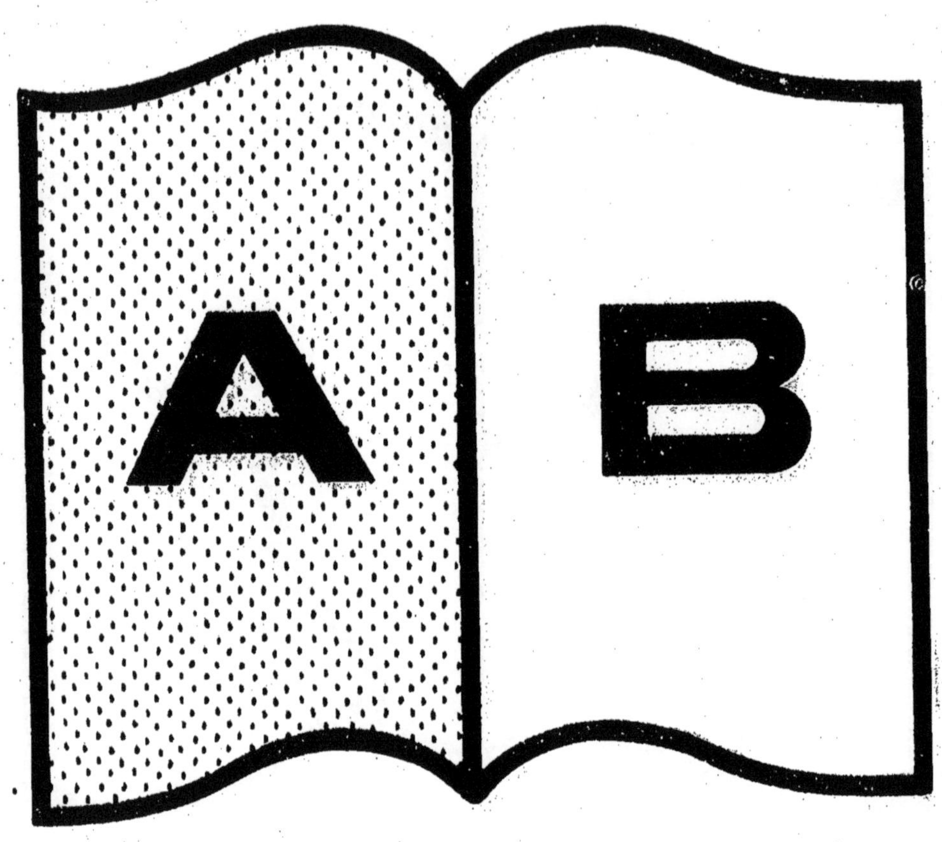

Contraste insuffisant

NF Z 43-120-14

www.ingramcontent.com/pod-product-compliance
Ingram Content Group UK Ltd.
Pitfield, Milton Keynes, MK11 3LW, UK
UKHW021021140726
13695UKWH00001B/391